W0284058

Histaminintoleranz Kochbuch mit Ratgeber

121 auserwählte und leckere Rezepte für Freude am Essen und ein gesundes, glückliches und beschwerdefreies Leben

Lisa Maria Stauter

1. Auflage

2020

© Alle Rechte vorbehalten

Inhaltsverzeichnis

Einleitung

Immer mehr Menschen leiden unter einem Unwohlsein und diversen gesundheitlichen Beschwerden, die sich vor allem nach den Tagesmahlzeiten bemerkbar machen. Doch was ist die Ursache für solche ernährungsbedingten Symptome und wie lassen sie sich gut in den Griff bekommen?

Die meisten betroffenen Personen suchen einen Arzt nach dem nächsten auf, in der Hoffnung, endlich Gewissheit und eine klare Handlungsanleitung zu bekommen. Doch in nicht wenigen Fällen haben die Betroffenen einen langen Leidensweg hinter sich, bis endlich eine exakte Diagnose gestellt werden kann.

Hinter den auftretenden Beschwerden kann nämlich eine Histaminintoleranz – kurz HIT – stecken. Doch das Problematische an dieser Unverträglichkeit ist, dass es zu diversen Beschwerden kommt, die nicht einzig auf den Magen-Darm-Trakt beschränkt sind. Und genau das erschwert die Diagnosefindung massiv.

Einige Personen leiden beispielsweise unter Hautreizungen oder Rötungen. Bei anderen wiederum macht sich die Histaminintoleranz durch Kopfschmerzen, Verdauungsprobleme oder sogar Atem- und Herz-Kreislauf-Beschwerden bemerkbar. Die histaminbedingten Symptome können einzeln, aber auch isoliert voneinander auftreten, sodass es medizinisch äußerst komplex ist, diese Beschwerden einem klaren Krankheitsbild zuzuweisen.

Ein weiterer Aspekt, der in diesem Zusammenhang ausreichend Beachtung finden muss, ist, dass die Symptome dieser Intoleranz sehr wandelbar sind. Das bedeutet, dass sie in einer mehr oder weniger intensiven Ausprägung auftreten können. Zudem können sich zu den bereits bestehenden Symptomen immer wieder neue hinzugesellen.

Die Histaminintoleranz wird in der medizinischen Fachsprache auch als Histaminose – kurz HI – bezeichnet. Sie wird hierzulande zu einem immer größeren Problem und schränkt den Lebensalltag der betroffenen Personen massiv ein. Eine Umstellung der eigenen

Ernährungsgewohnheiten ist jedoch der erste und zugleich effektivste Schritt, um der Histaminintoleranz den Kampf anzusagen und die Beschwerden in den Griff zu bekommen. Es ist von grundlegender Bedeutung, ein neues Essverhalten zu erarbeiten, feste Routinen zu durchbrechen und ein gutes Gespür für die einzelnen Nahrungsmittel zu bekommen. Wer genau weiß, welche Lebensmittel Beschwerden hervorrufen, kann diese gezielt meiden und somit einen wesentlichen Beitrag zu mehr Gesundheit, Leistungsfähigkeit und Wohlbefinden im Alltag leisten. Genau dabei soll dieses Buch Sie unterstützen.

Lernen Sie hier das Beschwerdebild der Histaminintoleranz genauer kennen und erfahren Sie, worauf Sie achten müssen, um ein beschwerdefreies Leben zu führen. Sie werden sehen, dass kulinarischer Genuss und eine abwechslungsreiche Ernährung auf jeden Fall auch im Rahmen einer Histaminunverträglichkeit möglich sind. Worauf es ankommt, ist jedoch immer die korrekte Auswahl der täglich verzehrten Nahrungsmittel sowie die passenden Nahrungsmittelkombinationen.

Des Weiteren finden Sie in diesem Buch viele wertvolle Tipps zum Einkauf sowie zur richtigen Lagerung der Lebensmittel, denn der Frischeaspekt spielt im Rahmen der HIT eine besonders große Rolle. Mit einem breitgefächerten Hintergrundwissen sind Sie im Alltag bestens ausgestattet, um gegen die unangenehmen Symptome dieser Unverträglichkeit gezielt vorgehen zu können.

Wir wünschen Ihnen viel Freude beim Lesen und Nachkochen der Rezepte sowie alles Gute für Ihren persönlichen Weg!

Unter diesem Link: www.shorturl.at/aabjk findest du die 55 weiteren Rezepte zum Download.

Histamin – was steckt eigentlich dahinter?

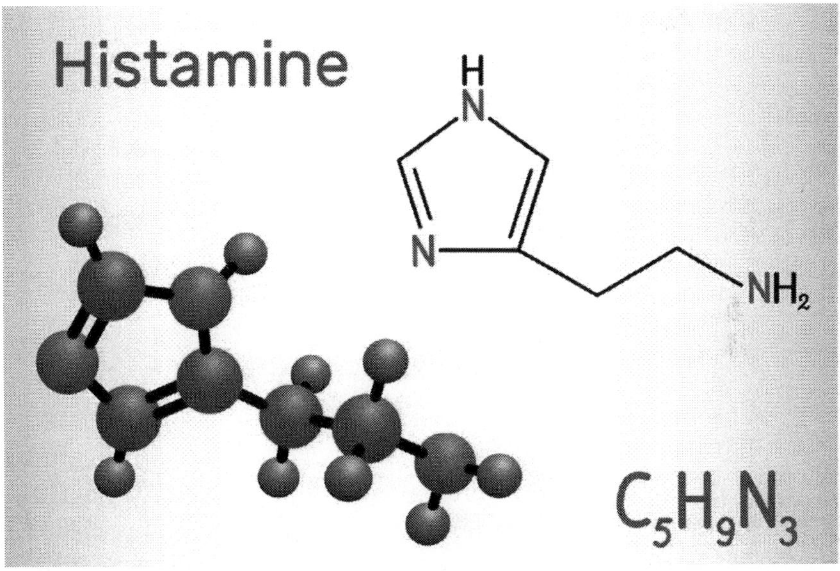

Histamin ist ein natürlich vorkommender Botenstoff, der von Natur aus sowohl im menschlichen als auch im tierischen sowie pflanzlichen Gewebe zu finden ist. Histamin ist also ein Gewebshormon. Aus biologisch-chemischer Sicht gehört Histamin zur Gruppe der sogenannten biogenen Amine. Es handelt sich bei diesem Botenstoff also um ein Ab- beziehungsweise Umbauprodukt von Aminosäuren. Grundsätzlich werden Amine nach der ursprünglichen Aminosäure benannt: Histamin entsteht beispielsweise aus der Aminosäure Histidin. Doch dieser Stoff findet sich nicht nur in diversen Gewebsstrukturen, sondern auch in zahlreichen Nahrungsmitteln. In Lebensmitteln entstehen biogene Amine insbesondere dann, wenn Eiweiße durch bestimmte Vergärungs- oder Fermentationsvorgänge umgewandelt werden.

Zudem produziert der menschliche Körper selbst Histamin, um vielen körperinternen Funktionen reibungslos nachkommen zu können. Im Organismus wird der Botenstoff Histamin in den sogenannten Mastzellen gespeichert.

Histamin ist beispielsweise für eine gesunde Blutdruckregulierung von großer Bedeutung, denn das Gewebshormon sorgt für eine Blutgefäßerweiterung. Ebenso stimuliert Histamin die Magensaftabsonderung, reguliert den Appetit und die Hirnleistung und beeinflusst sogar das individuelle Gefühlsspektrum. Wenn das Histamin im Organismus all diese bedeutsamen Funktionen erfüllt hat, kann es abgebaut und schließlich aus dem Körper ausgeschieden werden.

Problematisch wird es aber vor allem dann, wenn im menschlichen Organismus stetig Histamin produziert wird, dieses aber nicht mehr ordnungsgemäß abgebaut werden kann. Reichert sich dieser Überschuss dann auch noch über die tägliche Ernährung immer mehr an, kommt es zu diversen Beschwerden und schließlich zu einer Histaminintoleranz.

Abgebaut wird Histamin im menschlichen Körper hauptsächlich durch das sogenannte DAO-Enzym – Diaminoxidase. Auch das Enzym Histamin-N-Methyl-Transferase ist sehr wichtig für den körperinternen Histaminabbau. Dieses Enzym befindet sich im Zellinneren und kann das Histamin in den Körperzellen inaktivieren.

Wenn eine Tagesmahlzeit nun besonders viele verschiedene biogene Amine enthält, dann ist das DAO-Enzym reichlich beschäftigt: Es muss zusätzlich zum Histamin auch noch weitere biogene Amine abbauen und aus dem Körper schleusen. Ist das DAO-Enzym aber mit einem anderen Stoff beschäftigt, bleiben nicht mehr viele Kapazitäten für den Histaminabbau. Der Botenstoff muss sich also praktisch hintenanstellen und reichert sich somit im Körper mehr und mehr an. Das ist auch der Hauptgrund, warum bestimmte Lebensmittel für eine betroffene Person sehr ungünstig sein können - und zwar auch dann, wenn in diesen Nahrungsmitteln vergleichsweise wenig Histamin steckt. Die anderen Amine werden zeitlich gesehen vor dem Histamin abgebaut, und somit verbraucht sich das DAO-Enzym bereits im Vorfeld.

Bei Menschen, die von einer Histaminintoleranz betroffen sind, kann dieses so wichtige DAO-Enzym in zu geringer Menge im Organismus vorhanden sein: Es herrscht also ein Enzymmangel. Bei anderen Betroffenen kann auch die Enzymfunktion gestört sein.

Um Histamin im Körper effizient abbauen zu können, braucht der Körper zudem auch noch die Vitamine B6 und C. Eine ausreichend Mikronährstoffversorgung ist also für eine optimale DAO-Enzymaktivität von sehr großer Bedeutung. Auch einige Arzneimittelpräparate wie etwa Antibiotikum können die Aktivität und Leistungsfähigkeit des DAO-Enzyms beeinflussen.

Zusammenfassend lässt sich also sagen

Wenn aus der körperinternen Histaminproduktion und der täglichen Histaminzufuhr über diverse Lebensmittel eine zu große Histaminmenge entsteht, die nicht mehr wirklich abgebaut werden kann, dann resultieren daraus die typischen Unverträglichkeitsbeschwerden. Ganz egal, ob der Histaminabbau durch eine Enzymfunktionsstörung oder einen Abbaumangel beeinträchtigt ist: Sobald der Histaminhaushalt aus dem Gleichgewicht gerät, entsteht eine Intoleranz.

Die Histamindosis im Körperinneren ändert sich durch Anstieg und Abbau des Histamins ständig. Nicht jeder Körper baut das Histamin jedoch in gleicher Art und Weise ab, und somit kann auch keine einheitliche Menge angegeben werden, die als allgemeingültig und für jeden Menschen verträglich einzustufen ist.

Jeder Mensch hat eine individuelle Toleranzgrenze, die exakt festlegt, wie viel Histamin gut vertragen wird und ab welchem Grenzwert unangenehme Beschwerden auftreten können.

Aus diesem Grund ist es sehr wichtig, dass Sie vorsichtig für sich austesten, welche Nahrungsmittel Ihnen guttun und welche Sie unbedingt vom Speiseplan entfernen sollten. In diesem Zusammenhang sollten Sie aber auch immer bedenken, dass sich die individuelle Toleranzgrenze stetig verändern kann: So ist sie beispielsweise vom hormonellen Haushalt und von alltäglichen Stressbelastungen, aber auch von der Gesundheit des Darms abhängig.

Die Symptome – wie äußert sich eine Histaminintoleranz?

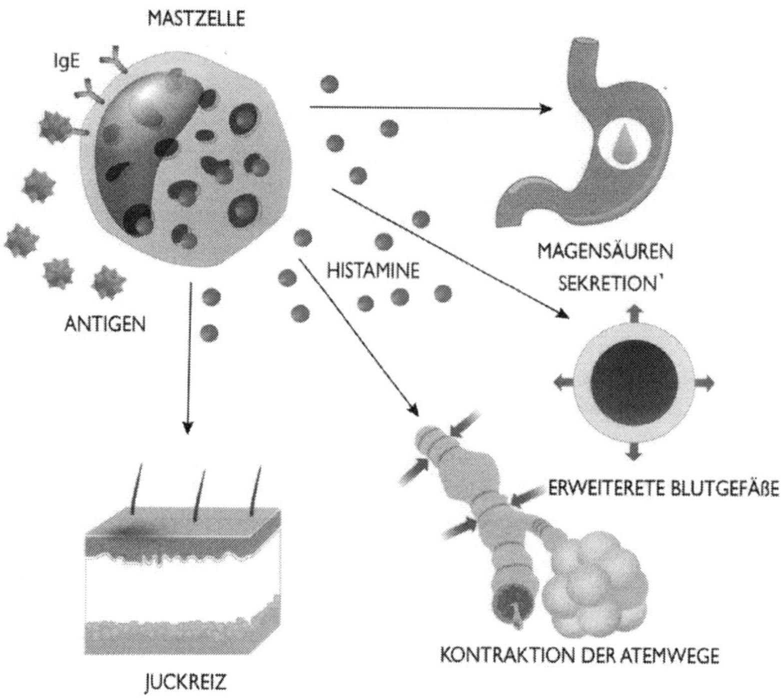

Nicht bei allen Betroffenen zeigen sich dieselben Symptome. Das liegt insbesondere daran, dass die einzelnen Körperzellen und Körperorgane Andockzellen für das Histamin besitzen. Solche Histaminrezeptoren sind zum Beispiel die glatten Muskelzellen in der Wand des Magens sowie des Darms, aber auch der Gebärmutter, der Bronchien, der Nervenzellen und der Blutgefäße. Auch die Mastzellen – die Zellen der Immunabwehr – gehören zu den Histaminrezeptoren.

Das Histamin bindet sich an diese Rezeptoren und entfaltet anschließend dort seine Wirkung. Infolgedessen werden diese Rezeptoren bei einer erhöhten Histaminmenge fast ohne Unterbrechung stimuliert. Je nachdem, wo genau das im Körper passiert, äußert sich die Histaminunverträglichkeit durch spezifische Symptome.

Im Rahmen einer histaminbedingten Unverträglichkeit können sich also verschiedene Indikatoren bemerkbar machen. So können neben typischen Verdauungsbeschwerden wie Blähungen oder Durchfall noch weitere Symptome auftreten, die aber bedauerlicherweise nicht immer als Folge einer Histaminintoleranz identifiziert werden. Zudem konnten medizinische Experten bislang noch nicht klären, warum sich bei einigen Betroffenen Migräneattacken zeigen und bei anderen wiederum Asthmabeschwerden.

Folgende Symptome gelten bislang als wissenschaftlich erwiesen:

Beschwerden des Magen-Darm-Trakts

Am häufigsten kommen im Rahmen einer Histaminintoleranz Magen-Darm-Beschwerden vor, weshalb diese Unverträglichkeit auch oft mit einer Lebensmittelallergie verwechselt wird.

Histaminbedingte Verdauungsbeschwerden betreffen in der Regel nur einzelne Magen-Darm-Abschnitte. Das erschwert eine konkrete Diagnosestellung umso mehr.

Wenn sich jedoch unmittelbar nach dem Verzehr histaminreicher Lebensmittel bestimmte unangenehme Begleiterscheinungen wie etwa Übelkeit, Bauschmerzen im oberen Bauchbereich, Magenschmerzen oder Erbrechen bemerkbar machen, kann schnell eine entsprechende Verbindung hergestellt werden. Deutlich problematischer ist es hingegen, wenn die Beschwerden in tieferliegenden Darmabschnitten auftreten: Hier können zwischen dem Verzehr histaminreicher Nahrungsmittel und dem Auftreten der ersten Beschwerden einige Stunden vergehen.

Im Rahmen der HIT kann es nach dem Verzehr histaminreicher Speisen zu Verdauungsbeschwerden kommen. Diese können zum Beispiel Übelkeit, ein ausgeprägtes Völlegefühl, unangenehme Krämpfe und Schmerzen, Sodbrennen, Durchfall, ein häufiger und sehr unangenehmer Stuhldrang oder auch Blähungen sein. Auch Müdigkeitserscheinungen nach den einzelnen Mahlzeiten sind keine Seltenheit.

Kopfschmerzbeschwerden

Eine zu starke Histaminanreicherung im Körper kann aber auch zu Migränebeschwerden und Kopfschmerzattacken führen. Die betroffenen Personen leiden unter leichten bis mittelschweren Kopfschmerzen - in einigen Fällen können diese Kopfschmerzbeschwerden auch chronisch werden. Frauen sind von diesen Symptomen rund drei Mal häufiger betroffen als Männer. Für viele Patienten werden die chronischen Kopfschmerzen zu einem festen Begleiter im Alltag. Viele von ihnen finden kaum die Ursache für diese Beschwerden und geben die Hoffnung schon fast auf, je wieder schmerzfrei zu leben.

Ein sehr häufiger Auslöser dieser histaminbedingten Kopfschmerzbeschwerden ist Rotwein. Dieses Getränk hat einen sehr hohen Histaminwert und kann somit zu intensiven Symptomen führen. Doch mehr noch: Alkohol bewirkt im Allgemeinen eine Freisetzung des in den Zellen gespeicherten Histamins. Zudem wird auch der effektive Histaminabbau im Körper durch den Alkohol gehemmt. Die Histaminbelastung ist also um ein Vielfaches höher.

Ein weiterer wichtiger Aspekt ist, dass Alkohol die Darmwanddurchlässigkeit maßgeblich steigert. Das führt letztlich dazu, dass der menschliche Körper das Histamin – zum Beispiel aus Nahrungsmitteln – noch leichter in die Zellen aufnehmen kann. Sehr histaminreiche Nahrungsmittelkombinationen führen zu einer deutlichen Anreicherung des Botenstoffs im Blutkreislauf – so etwa der Genuss von histaminreichem Käse und Rotwein.

Symptome auf der Haut

Eine sehr weit verbreitete Symptomatik sind auch Hautrötungen, Ausschlag und Hautjuckreiz. So kommt es häufig zur sogenannten Nesselsucht, medizinisch auch als Urtikaria bezeichnet. Hier treten auf der Haut intensiv juckende Quaddeln und typische Rötungen auf. In Einzelfällen kann es auch zu einer Schwellung von Hautarealen oder Schleimhäuten kommen. Die Nesselsucht kann akut, aber auch chronisch auftreten. Besonders hier gibt es im Rahmen der

Diagnosestellung oft Verwechslungen mit einer klassischen Nahrungsmittelallergie. Tatsächlich ist die Nesselsucht jedoch als direkte Folge einer Allergie sehr selten.

Auch bei Neurodermitis-Patienten konnte durch eine histaminarme Ernährungsweise eine deutliche Besserung der Beschwerden erzielt werden.

Im Bereich der Haut kann es bei einer Histaminintoleranz zu Beschwerden wie Hautausschlag, Neurodermitis, Juckreiz, Quaddeln, chronischer Nesselsucht, Hautrötungen (vor allem im Brustkorbbereich) sowie Gesichtsrötungen (Flush) kommen.

Asthmabeschwerden als Symptome einer HIT

Immer mehr Menschen in den Industrieländern leiden wissenschaftlichen Forschungen zufolge unter Asthmabeschwerden. Bei vielen betroffenen Personen spielt dabei die Ernährung eine grundlegend wichtige Rolle bei der Krankheitsentstehung. Histamin ist ebenfalls ein zentraler Faktor, der in diesem Zusammenhang ausreichend Beachtung finden sollte. Ärzte setzen zum Nachweis einer asthmatischen Erkrankung auf einen sogenannten Provokationstest: Hier wird beispielsweise Histamin inhaliert. Kommt es infolgedessen zu einem Hustenanfall, dann ist die Asthmaerkrankung eindeutig diagnostiziert.

Patienten, die unter einer Histaminintoleranz leiden, haben permanent einen erhöhten Histaminspiegel. Im Inneren des Körpers reichert sich viel mehr Histamin an und gelangt über den Blutkreislauf schließlich auch in die Bronchien und in die Lunge. Das Resultat ist hier dasselbe wie beim Provokationstest: Es kommt zu starken Hustenanfällen.

Ein häufiger und intensiv ausgeprägter Hustenreiz oder ein ständiges Räuspern können somit durchaus auch Anzeichen einer Histaminunverträglichkeit sein.

Niedriger Blutdruck

Auch ein zu niedriger Blutdruck ist häufig ein Symptom einer Histaminunverträglichkeit, das jedoch oftmals falsch klassifiziert wird. Für die Betroffenen ist das mit einer maßgeblichen Einschränkung der persönlichen Lebensqualität verbunden. Doch in der Medizin werden eher zu hohe Blutdruckwerte als gesundheitliches Problem und als gefährliche Erkrankung angesehen. Ein zu niedriger Wert – eine sogenannte Hypotonie – gilt hingegen als harmlos.

Das können die betroffenen Patienten nicht bestätigen, denn sie werden infolgedessen im Alltag mit vielen verschiedenen Problemen konfrontiert, so zum Beispiel mit Schwindelgefühlen, Schweißausbrüchen, Übelkeit, Brechreizgefühlen, Angst- und Panikattacken oder sogar depressiven Verstimmungen. Auch eine ausgeprägte Antriebslosigkeit, Müdigkeit und Erschöpfung sind durchaus keine seltenen Begleiterscheinungen.

Die klassischen Ratschläge lauten hier, mehr Sport in den Alltag zu integrieren oder Wechselduschen durchzuführen. Langfristig gesehen bringen diese Maßnahmen jedoch nicht den gewünschten Erfolg und erzielen vor allem keine stabilen Resultate.

Allein die deutliche Senkung des Histaminwerts im Körper ist eine erfolgversprechende Therapie. Die Umstellung der eigenen Ernährung spielt dabei eine zentrale Rolle!

Schnupfen und Histaminintoleranz

Eine ständig laufende Nase ist eine Begleiterscheinung, die die meisten betroffenen Personen nicht als störend empfinden. Sie ist mit Sicherheit auch nicht das schlimmste Symptom einer HIT, dennoch kann sie durchaus auf eine solche Unverträglichkeit hindeuten. Durch eine Umstellung der eigenen Ernährungsgewohnheiten auf eine histaminarme Kost können solche milden Symptome aber sehr schnell gelindert, wenn nicht sogar vollständig beseitigt werden.

Diese Symptome zeigen sich in den meisten Fällen unmittelbar nach dem Verzehr histaminreicher Speisen und Getränke.

Frauenleiden infolge einer zu hohen Histaminbelastung

Menstruationsbeschwerden sind ebenfalls ein häufig vorkommendes Symptom einer HIT.

Sehr viele Frauen leiden insbesondere in den ersten Tagen ihrer Regelblutung unter starken, krampfartigen Schmerzen, die sie selbst mit hochdosierten Arzneimitteln kaum oder gar nicht in den Griff bekommen können. Diese Schmerzbeschwerden können die Lebensqualität im Alltag aber maßgeblich beeinträchtigen. Einige Frauen haben sogar Probleme damit, ihren täglichen Verpflichtungen und Aufgaben normal nachzukommen.

Der weibliche Körper besitzt einen hochkomplexen hormonellen Haushalt. Welche Faktoren exakt als Auslöser für die Beschwerden fungieren, ist medizinisch noch nicht abschließend geklärt worden. Es scheint aber in der Tat einen engen Zusammenhang zwischen einem zu hohen Histaminspiegel und Menstruationsbeschwerden zu geben.

Im Rahmen einer Histaminintoleranz können noch weitere Symptome auftreten, so zum Beispiel ein allgemeines Unwohlsein, Hitzewallungen, eine ausgeprägte innere Unruhe, Schlafstörungen, Konzentrationsschwierigkeiten, schmerzende Glieder und Gelenke und letztlich sogar ein sozialer Rückzug und eine Isolation der betroffenen Personen.

In diesem Zusammenhang muss aber erwähnt werden, dass diese Darstellung der Symptomatik keinesfalls als vollständig angesehen werden will und auch nicht werden kann. Die Symptome der Histaminintoleranz sind sehr breit gefächert und müssen immer im Einzelfall professionell und fachmedizinisch erforscht werden.

Diagnose und Behandlung bei einer Histaminunverträglichkeit

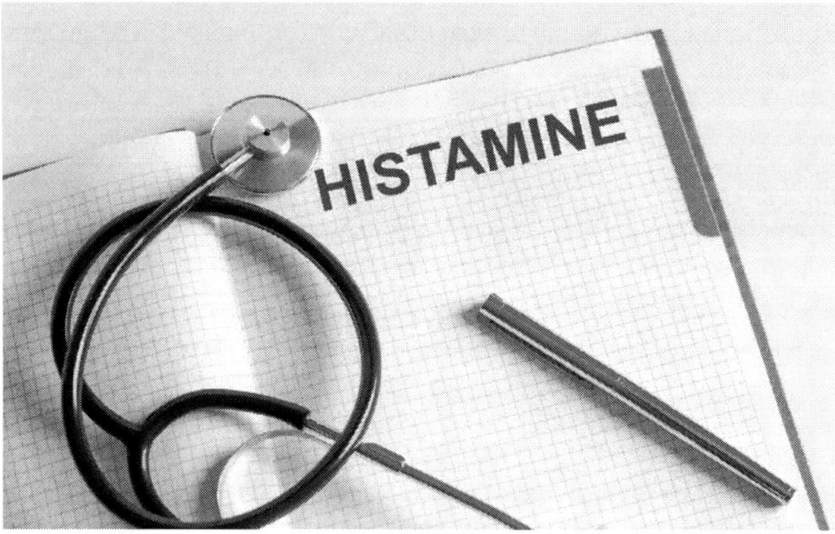

Um eine Histaminintoleranz abzusichern, braucht es eine sogenannte Eliminationsdiät. Das ist der sicherste und auch der übliche Weg, um den genauen Beschwerden auf den Grund zu gehen. Gleichzeitig ist die Eliminationsdiät ein zentraler Behandlungsbaustein im Rahmen dieser Unverträglichkeit.

Hier werden über eine Zeitspanne von einem Monat alle histaminreichen Nahrungsmittel und Getränke vermieden. Ebenso werden keine Speisen oder Medikamente eingenommen, die eine Histaminfreisetzung im Organismus bewirken können. In der Regel stellt sich bei den meisten betroffenen Personen schon nach wenigen Tagen eine deutliche Besserung der Symptome und Beschwerden ein.

Die vierwöchige Verzichtsphase muss aber in jedem Fall eingehalten werden, um auch seltener auftretende Beschwerden wie zum Beispiel Migräne- oder Asthmaanfälle eindeutig identifizieren und diagnostizieren zu können.

Das sind die Regeln im Diät-Zeitraum

Diese Eliminationsdiät hilft Ihnen, genau zu überprüfen, ob Ihre Beschwerden durch den Verzehr histaminreicher Speisen und Getränke ausgelöst werden oder ob es eine andere Ursache für die auftretenden Symptome gibt. Damit Sie aber zu einem sicheren Ergebnis gelangen, müssen Sie in dieser vierwöchigen Diätphase einige Ernährungsregeln einhalten:

Histaminreiches Food ist tabu!

Vermeiden Sie konsequent alle Nahrungsmittel und Getränke, die als histaminreich gelten, so zum Beispiel lang gereifte Käsesorten, sauer eingelegtes Gemüse, Steinpilze, Avocados, Spinat, überreife Früchte, marinierte Nahrungsmittel, Trockenobst, Backwaren mit Zusätzen, Fertigbackmischungen oder ungesundes Fast Food.

Meiden Sie Histaminliberatoren

Hierbei handelt es sich um Nahrungsmittel, die eine Histaminfreisetzung im Organismus bewirken können. Dabei können diese Nahrungsmittel selbst histaminreich sein, das ist allerdings kein Muss. Auch auf diese Lebensmittel ist in der Eliminationsphase unbedingt zu verzichten:

- × Tomaten sowie aus Tomaten hergestellte Produkte
- × Birnen
- × Kiwis
- × Ananas
- × Erdbeeren
- × Meeresfrüchte
- × Walnüsse, Erdnüsse und Cashewnüsse
- × Haselnüsse: Sie sind im Grunde histaminarm, doch Haselnüsse enthalten Histaminliberatoren
- × Zitrusfrüchte (Orangen, Zitronen usw.)

Passen Sie auf mit biogenen Aminen

Nahrungsmittel, die einen hohen Gehalt an biogenen Aminen haben, sind während der Eliminationsdiät ebenfalls tabu.

Hierzu gehören:

× Kakao
× Schokolade
× Hülsenfrüchte wie Bohnen, Linsen, Tofu oder Sojaprodukte
× Bananen
× Himbeeren
× Papaya
× Grapefruit
× Pflaumen

Verzichten Sie auf Alkohol!

Während der einmonatigen Eliminationsdiät sollten Sie keinen Alkohol trinken. Dieser kann über viele verschiedene, körperinterne Mechanismen Ihren Histaminspiegel in die Höhe treiben.

Checken Sie Ihre eingenommenen Arzneimittelpräparate

Achten Sie genau darauf, welche Medikamente Sie einnehmen müssen und ob Arzneimittelpräparate drunter sind, die das Enzym Diaminoxidase (DAO) hemmen.

Essen Sie histaminarm!

Die meisten Frucht- und Gemüsesorten sind unproblematisch. Bedenken Sie in diesem Zusammenhang aber bitte unbedingt, dass jeder Mensch seine eigenen individuellen Toleranzgrenzen hat! Nicht jede Histaminunverträglichkeit verläuft in derselben Art und Weise!

Testen Sie Nahrungsmittel, bei denen Sie sich nicht sicher sind, nur ganz vorsichtig und in geringen Mengen aus. Es kann sein, dass Sie einige Lebensmittel ganz gut vertragen und einige, die im Grunde als unbedenklich gelten, dann wiederum nicht.

Haben Sie Geduld mit Ihrem eigenen Körper und versuchen Sie, für sich den besten Weg zu finden. Das braucht oft einfach eine gewisse Zeit, doch Sie werden merken, dass sich die Mühen mit Sicherheit auszahlen wird. Wenn Sie einmal die für Sie beste Ernährungsweise gefunden haben, profitieren Sie von einem Plus an Wohlbefinden, Leistungsfähigkeit und Zufriedenheit.

Welche Lebensmittel Sie im Rahmen einer Histaminunverträglichkeit beziehungsweise während der Eliminationsdiät essen können, erfahren Sie später in unserer großen Nahrungsmittelaufstellung.

Richtiger Trinkgenuss im Diät-Zeitraum

Decken Sie Ihren täglichen Flüssigkeitsbedarf unbedingt mit den richtigen Getränken, so zum Beispiel mit ungesüßten Teesorten (außer Schwarztee), Wasser und stark verdünnten Frucht- und Gemüsesäften.

Schreiben Sie ein Ernährungstagebuch!

Ein Ernährungstagebuch kann Sie sehr gut dabei unterstützen, Ihre Essgewohnheiten zu analysieren.

Schreiben Sie alles auf, was Sie im Tagesverlauf essen und trinken. Sie können dafür auch sehr gerne eine Ernährungs-App nutzen. So haben Sie Ihr Tagebuch auf Ihrem Smartphone immer bequem bei sich.

Machen Sie sich dabei zu folgenden Punkten Notizen:

- Tagesangaben
- Uhrzeiten
- Welche Nahrungsmittel wurden gegessen oder getrunken?
- Welche Nahrungsmittelmengen wurden gegessen?
- Wie viel wurde getrunken?
- Wohlbefinden während sowie direkt nach der Mahlzeit
- Wohlbefinden im Zwischenzeitraum bis zur nächsten Mahlzeit

Ein solches Ernährungstagebuch zu führen, mag auf den ersten Blick vielleicht manchmal etwas umständlich sein. Doch nur so, können Sie für sich – und eventuell auch für Ihren behandelnden Arzt – genau visualisieren, was Sie essen und trinken. Vieles nehmen wir oftmals ganz unbewusst zu uns und berücksichtigen es somit auch nicht ausreichend, wenn es darum geht, konkrete Ursachen für diverse Beschwerden zu finden.

Ein sauber geführtes Ernährungstagebuch ist sozusagen der Spiegel Ihrer Ernährungsgewohnheiten sowie Ihres Wohlbefindens. Sie werden staunen, was sich zwischendurch für überraschende Erkenntnisse zeigen werden.

Eine solche Eliminationsdiät können Sie wie einen Selbsttest für sich ausführen. Notieren Sie Ihren allgemeinen Zustand, mögliche Symptome, Beschwerden und Erfahrungen. Sie werden rasch merken, was Ihnen guttut und wo unter Umständen weiterführende Fragestellungen und somit Klärungsbedarf auftaucht.

Eine sichere Diagnose kann Ihnen aber nur ein Fachmediziner geben! Gehen Sie daher unbedingt rechtzeitig zum Arzt und besprechen Sie gemeinsam die Symptome und Beschwerden, um Gewissheit zu erlangen und eine klare Anleitung für den weiteren Alltag zu erarbeiten. Nur durch eine professionelle medizinische Untersuchung und Diagnosestellung können Sie Ihren Beschwerden ein Ende bereiten und die richtigen gezielten Maßnahmen im Alltag ergreifen.

Der Provokationstest

Den erfolgreichen Abschluss einer Eliminationsdiät bildet der bereits beschriebene Provokationstest. Hier werden also absichtlich Nahrungsmittel verzehrt, die als histaminreich gelten.

Es geht darum, zu überprüfen, ob die ursprünglichen gesundheitlichen Beeinträchtigungen tatsächlich durch den Stoff Histamin ausgelöst worden sind.

Diese Methode ist zwar recht unangenehm, doch sehr wichtig für eine klare Diagnosestellung. Damit vermeiden Sie, dass Sie künftig vielleicht auf Nahrungsmittel verzichten, die Sie problemlos vertragen würden.

Die Grundvoraussetzung ist hier jedoch, dass bei Ihnen im Vorfeld eine Lebensmittelallergie ausgeschlossen werden konnte. Auch die Menge der ausgetesteten Nahrungsmittel muss sich im normalen Rahmen bewegen. Testen Sie also bitte keine Lebensmittel aus, die Sie vor Ihrer Diätphase nicht schon mehrfach gegessen haben.

Sprechen Sie auch mit Ihrem behandelnden Arzt unbedingt über die Eliminationsdiät und den Provokationstest. Lassen Sie im Vorfeld auch bestimmte Laborwerte bestimmen, so beispielsweise die DAO-Enzymaktivität im Blutserum. Auch der Histaminwert in Ihrem Urin ist ein entscheidender Parameter.

Histaminintoleranz – diese Nahrungsmittel sind tabu

Wurst- und Fleischwaren
• *Geräuchertes, gepökeltes, mariniertes, getrocknetes, oder anderweitig haltbar gemachtes Fleisch*
• *Fleischextrakte und Formfleisch*
• *Rohwürste*
• *Salami*
• *Cervelat-Wurst*
• *Mettwurst*
• *Landjäger*
• *Bratwurst*
• *Leberwurst & Leber*
• *Rohschinken*

• *Fleischkonserven*
• *am Knochen gereiftes Fleisch*
• *„Dry aged“: besonders lange abgehangenes Fleisch*
Fisch, Meeresfrüchte & Krustentiere
• *Fischkonserven*
• *marinierte, gesalzene, getrocknete, geräucherte oder in Essig eingelegte Fische und Meeresfrüchte*
• *Thunfisch*
• *Makrele*
• *Hering*
• *Sardinen*
• *Sardellen*
• *Fischsaucen*
• *Schalen- und Krustentiere (Muscheln, Krebse, Krabben, Crevetten, Shrimps)*
Milchprodukte & Milch
• *lang gereifte Käsesorten wie zum Beispiel:*
• *Emmentaler*
• *Parmesan*
• *Camembert*
• *Brie*
• *Tilsiter*
• *Edamer*
• *Chester*
• *Cheddar*

• *Harzer*
• *Schmelzkäse*
• *Schimmelkäse*
Getreide- und Getreideprodukte
• *Backwaren mit Zusatzstoffen*
• *Fertigbackmischungen*
• *Weizenkeime*
Nüsse & Samen
• *Cashewnüsse*
• *Walnüsse*
• *Erdnüsse*
Gemüsesorten
• *überreifes Obst*
• *Zitrusfrüchte wie Orangen, Zitronen, Limetten, Apfelsinen, Clementinen usw.*
• *Ananas*
• *Bananen*
• *Kiwi*
• *Himbeeren*
• *Erdbeeren*
• *Papaya*
• *Grapefruit*
• *Pflaumen/Zwetschgen*
• *Obstkonserven*
• *Trockenfrüchte*

• *Birnen*
Obstsorten
• *Tomaten & Tomatenprodukte*
• *Spinat*
• *Sauerkraut*
• *eingelegtes Gemüse wie Rote Bete, Sauergurken oder Oliven*
• *Avocado*
• *Hülsenfrüchte (Linsen, Bohnen, Tofu, Essiggemüse)*
• *Soja*
• *Keime*
• *Sprossen*
Alkoholische und nicht alkoholische Getränke
• *Alkoholische Getränke wie:*
o Weißbier
o Rotwein
o Champagner
o Likör
o Sekt
• *Sojamilch*
• *Energydrinks*
• *Säfte und Limonaden*
• *Obstsäfte aus Zitrusfrüchten*
• *Schwarzer und grüner Tee*
• *Brennnesseltee*

Gewürze
• *Weinessig*
• *Balsamico*
• *Hefeextrakt*
• *Geschmacksverstärker (Glutamat, Natriumglutamat, Bouillon, Brühe)*
• *Sojasauce*
• *scharfe Gewürze*
Süßwaren
• *Schokolade*
• *Kakao*
• *Nougat*
• *Marzipan*
• *Marmelade*
• *Erdnussbutter*

Individuelle Verträglichkeitsgrenze testen

Wurst- und Fleischwaren
• Hackfleisch vorverpackt
• Kochwurst
• Frischwurstaufschnitt
• Wildfleisch
Fisch, Meeresfrüchte & Krustentiere
• frischer Fisch
• Fisch von der Frischetheke im Supermarkt
Milchprodukte & Milch
• Rohmilch
• Griechischer Joghurt
• Kefir (Dieses Nahrungsmittel kann unter Umständen auch verträglich sein. Probieren Sie bitte vorsichtig aus, ob es für Sie bekömmlich ist. Aus diesem Grund ist dieses Nahrungsmittel in beiden Rubriken zu finden.)
• Sauermilchprodukte
• angesäuerte Buttermilch
• saure Sahne
• Crème fraîche
• Fetakäse
• UHT-Haltbare Milch

Getreide- und Getreideprodukte
• Malz
• Dosenmais
• Weizen
Gemüsesorten
• evtl. grüne Buschbohnen
• Erbsen
• Pilze wie Steinpilze oder Morcheln: Im Allgemeinen gelten Pilze als histaminreich, doch auch dieses Nahrungsmittel muss individuell ausprobiert werden. Manche Menschen vertragen es trotz einer HIT sehr gut. Sie können gerne vorsichtig ausprobieren, ob Sie Pilze vertragen. Da die Verträglichkeit also nicht einheitlich geregelt ist, finden Sie dieses Nahrungsmittel in beiden Rubriken.
Alkoholische und nicht alkoholische Getränke
• Klare Schnäpse
• Reisdrink
• Haferdrink
• Espresso/Kaffee
• Grüntee

Diese Nahrungsmittel sind erlaubt – richtig essen bei Histaminintoleranz

Wurst- und Fleischwaren
• frisches, naturbelassenes Fleisch von Geflügel, Schaf, Ziege, Rind, Schwein, Wildschwein
• tiefgekühltes Fleisch (rasch aufgetaut). Achten Sie bei Frischfleisch auch bitte darauf, die Kühlkette nicht zu unterbrechen.
• Kochwurst
• Kochschinken
Fisch, Meeresfrüchte & Krustentiere
• Dorsch
• Seelachs
• Scholle
• Kabeljau
• Rotbarsch
• Schellfisch
• Zander
• Forelle
Milchprodukte & Milch
• frische Milch
• Joghurt

• Buttermilch
• Kefir
• Sahne
• Butter
• Butterkäse
• junger Gouda
• Frischkäse
• Mozzarella
• Quark
• Hüttenkäse (körniger Frischkäse)
• Mascarpone
• Ricotta
• Ziegenfrischkäse
• Schichtkäse
• frische Eier (vor allem Eigelb)
Getreide- und Getreideprodukte
• Brot, Backwaren
• Getreideflocken
• Reis
• Nudeln
• Dinkel
• Gerste
• Buchweizen
• Quinoa

Nüsse & Samen
• Kokosnuss
• Kokosmilch
• Kokoswasser
• Macadamianüsse
• Maroni (Esskastanien)
• Kürbiskerne
• Chiasamen
• Pistazien
• Paranuss
Gemüsesorten
• Kartoffeln
• grüner Salat
• Kohl
• Rote Bete
• Kürbis
• Zwiebeln
• Radieschen
• Rettich
• Paprika
• Karotten
• Brokkoli
• Gurke
• Lauch

• Zucchini
• Mais
• Spargel
• Knoblauch
Obstsorten
• Melone
• Heidelbeeren
• Preiselbeeren
• Litschi
• Mango
• Rhabarber
• Kirschen & Sauerkirschen
• Johannisbeeren
• Äpfel
• Cranberrys
• Aprikosen
• Nektarinen
• Pfirsiche
• frische Weintrauben (hell und dunkel)
Alkoholische und nicht alkoholische Getränke
• Wasser
• Kräutertee
• Rooibos Natur
• Fruchtnektare und Limonaden aus verträglichen Zutaten

• Mandelmilch
• helles Bier (Kölsch, Pils)
• Weißwein
Gewürze
• Kochsalz
• Knoblauch (frisch oder Pulver)
• Küchenkräuter, milde Gewürze
• Branntweinessig
• Weingeistessig
• Essigessenz
• Apfelessig
• Bindemittel: Maisstärke
• Kartoffelstärke
Süßwaren
• Fruchtbonbons
• Fruchtgummi
• Kaugummi
• Popcorn
• Honig
• Konfitüre

Die 3 Steps zu einem beschwerdefreien Leben

1. Die richtige Ernährung

Vermeiden Sie histaminreiche Nahrungsmittel. Setzen Sie auf eine richtige Ernährung und kombinieren Sie histaminarme Nahrungsmittel miteinander. Sehr wichtig sind in diesem Zusammenhang auch die sogenannten Histaminliberatoren, also Lebensmittel, die zu einer Freisetzung des im Körper gespeicherten Histamins führen können.

2. Eliminationsdiät und Provokationstest

Setzen Sie auf eine Diätphase, um den exakten Symptomen und Beschwerden genau auf den Grund zu kommen. Welche Beschwerden sind tatsächlich ernährungsbedingt und wo müssen unter Umständen weiterführende Untersuchungen durchgeführt werden?

Wo gibt es einen konkreten Zusammenhang zwischen verschiedenen Beschwerden und dem Verzehr histaminreicher Nahrungsmittel?

Sprechen Sie hier unbedingt mit Ihrem Arzt und führen Sie diese Diätphase in einer engen Kooperation mit ihm durch. Lassen Sie auch Laborwerte bestimmen – vor und auch nach der Diätphase, um konkrete Zusammenhänge herstellen zu können.

3. Toleranzgrenzen ermitteln

Prüfen Sie genau, welche Lebensmittel Sie in welcher Dosis aufnehmen können. Nicht jeder Mensch hat dieselbe Toleranzgrenze. Jeder Mensch ist einzigartig, und jeder Organismus hat seine individuellen Verträglichkeits- und Belastungsgrenzen. Ein Nahrungsmittel, das von einer Person mit einer Histaminunverträglichkeit ganz gut vertragen wird, kann bei einer anderen Person schon zu ausgeprägten Beschwerden führen.

Dieser Toleranzwert ist also individuell und lässt sich nicht in konkreten Zahlenangaben definieren.

Aus diesem Grund können auch keine allgemeingültigen Ernährungsempfehlungen ausgesprochen werden: Jeder Mensch muss im Rahmen einer HIT für sich selbst ermitteln, was und vor allem in welchen Mengen es verträglich ist. Wenn die Eliminationsdiät eine deutliche Verbesserung der Beschwerden und der Symptomatik mit sich bringt, dann ist es sehr ratsam, diese Toleranzgrenze gezielt zu ermitteln. Die Verträglichkeitsmessung sollte also im Idealfall gleich im Anschluss erfolgen. Das große Ziel ist hier nämlich nicht, langfristig und vor allem unnötig auf bestimmte Lebensmittel zu verzichten.

Zum Ermitteln der individuellen Verträglichkeit gelten nun folgende Empfehlungen:

Alle zwei bis drei Tage sollte ein neues Lebensmittel hinzugenommen werden. Bleibt es bei der Beschwerdefreiheit, dann können Sie dieses Nahrungsmittel bedenkenlos von der „Negativ-Liste" streichen. In dem Fall können Sie es künftig gerne wieder genießen und auf den täglichen Speiseplan setzen. Treten hingegen erneut Beschwerden auf, sollten Sie in der nächsten Zeit unbedingt auf den Verzehr dieses Lebensmittels verzichten. Zu einem späteren Zeitpunkt könnten Sie die Verträglichkeit eventuell noch ein zweites Mal austesten.

In diesem Zusammenhang müssen Sie aber noch einen weiteren sehr wichtigen Aspekt beachten: Die Verträglichkeit hängt maßgeblich von der aufgenommenen Verzehrmenge ab und somit von der tatsächlichen Histaminkonzentration im jeweiligen Nahrungsmittel.

Auch die Histaminkonzentration kann von Nahrungsmittel zu Nahrungsmittel teilweise stark schwanken.

Führen Sie auch während der Testphase Ihr Ernährungstagebuch weiter! Das verhilft Ihnen zu einem schnellen und umfassenden Überblick, und Sie können Nahrungsmitteln, die Ihr Wohlbefinden nicht fördern, schnell auf die Spur kommen.

Frühstück

Frühstücksporridge aus Hirse

Portionen: 2 | Zubereitungszeit: 10 Min
Schwierigkeitsgrad: leicht

Zutaten:

- 2 TL flüssiger Bio-Waldhonig
- 125 g Hirse
- etwas Salz
- 150 g Heidelbeeren

Zubereitung:

1. In einem ersten Schritt die Hirse in einen Topf geben. Fügen Sie 600 ml Wasser hinzu und kochen Sie die Hirse auf. Etwas Salz hinzugeben und gut umrühren.
2. Waschen Sie die Heidelbeeren. Die Hirse nun aus dem Topf nehmen und auf Tellern anrichten. Geben Sie den Honig hinzu und garnieren Sie alles mit den frischen Heidelbeeren.

Tipp:

Für dieses Porridge können Sie auch andere Obstsorten wie zum Beispiel Johannisbeeren oder Aprikosen verwenden. Achten Sie auf Ihre persönlichen Toleranzgrenzen.

Frischer Amaranthbrei

Portionen: 2 | Zubereitungszeit: 10 Min
Schwierigkeitsgrad: leicht

Zutaten:

- 2 Msp. Zimt
- 10 EL Kokosraspeln
- 2 Msp. Vanillemark
- 60 g gepuffter Amaranth
- 2 TL Reissirup
- 140 ml Reismilch
- 2 EL Mandelmus

Zubereitung:

1. Beginnen Sie damit, die Reismilch in einen Topf zu füllen. Die Kokosraspeln, den Reissirup und das Mandelmus hinzugeben. Zimt und Vanillemark untermischen und alles gründlich miteinander vermengen.
2. Füllen Sie den Brei nun in Dessertschalen und streuen Sie den Amaranth darüber. Umrühren und genießen.

Tipp:

Falls Sie hier ein wenig Abwechslung möchten, verwenden Sie frische Aprikosen oder Heidelbeeren.

Exotischer Joghurt mit Crunch

Portionen: 1 | Zubereitungszeit: 10 Min
Schwierigkeitsgrad: leicht

Zutaten:

- 4 EL Naturjoghurt (1,5 %)
- ½ Apfel
- etwas Zimt
- 2 EL glutenfreie Haferflocken
- 1 EL Kokosflocken
- 1 TL Sesam
- 2 klein geschnittene frische Aprikosen
- 1 TL Chiasamen
- 1 EL Kürbiskerne
- 1 EL Leinsamen

Zubereitung:

1. Für den ersten Schritt den Jogurt in eine Schale füllen.
2. Geben Sie nach und nach die Kokosflocken, die klein geschnittenen frischen Aprikosen, die Leinsamen, die Kürbiskerne, den Sesam, die Chiasamen und die Haferflocken hinzu. Verrühren Sie alles gründlich miteinander.
3. Schälen Sie nun den Apfel und schneiden diesen klein. Anschließend unter den Teig mischen und alles auf Tellern anrichten. Zum Abschluss mit etwas Zimt bestreuen und servieren.

Tipp:

Für dieses Porridge können Sie auch andere Obstsorten wie zum Beispiel Johannisbeeren verwenden. Achten Sie auf Ihre persönlichen Toleranzgrenzen.

Fruchtquark

Portionen: 2 | Zubereitungszeit: 10 Min
Schwierigkeitsgrad: leicht

Zutaten:

- 200 g körniger Hüttenkäse (fettarm)
- 150 g Johannisbeeren + 1 Handvoll als Garnitur
- 1 TL Honig (alternativ: Ahornsirup)

Zubereitung:

1. Waschen Sie zunächst einmal die Beeren.
2. Rühren Sie nun den körnigen Hüttenkäse in einer kleinen Schale schön cremig und geben Sie den Honig hinein. Geben Sie die Johannisbeeren darüber und rühren Sie ordentlich um, bis sich die Früchte gut mit dem Quark vermischt haben.
3. Verteilen Sie den Johannisbeerquark auf zwei Schälchen und geben Sie die Johannisbeeren als Topping oben drauf.

Dinkel-Muffins

Portionen: 12 Stück | Zubereitungszeit: 15 Min
Schwierigkeitsgrad: leicht

Zutaten:

- 1 frisches Bio-Ei
- 250 g Dinkelmehl
- 1 Prise Meersalz
- 7 g Weinstein Backpulver
- 90 g Rohrzucker
- 100 ml Bio-Frischmilch (1,5 %)
- 150 ml Rapsöl

Zubereitung:

1. Vermischen Sie in einem ersten Schritt das Dinkelmehl mit dem Rohrzucker, der Prise Salz und dem Weinstein Backpulver. Mischen Sie dann in einer zweiten Küchenschüssel die Frischmilch mit dem Rapsöl sowie dem Ei.
2. Geben Sie nun die trockenen Zutaten zu den nassen und verarbeiten Sie mithilfe eines Mixers alles zu einer schön glatten Teigmasse.
3. Waschen Sie die Preiselbeeren, tupfen Sie diese vorsichtig trocken und geben Sie sie in den Muffin-Teig.
4. Füllen Sie nun den Teig in 12 Muffin-Papierförmchen und backen Sie die Dinkel-Muffins im vorgeheizten Ofen rund 20 Minuten lang bei 180 Grad (Ober- und Unterhitze).

Frisches histaminarmes Frühstück

Portionen: 2 Stück | Zubereitungszeit: 5 Min
Schwierigkeitsgrad: leicht

Zutaten:

- 100 g Mango-Fruchtfleisch
- 200 g körniger Frischkäse
- Etwas flüssiger Bio-Waldhonig

Zubereitung:

1. Geben Sie in einem ersten Schritt den körnigen Frischkäse in eine Schüssel. Rühren Sie gut durch, damit dieser etwas cremiger wird. Falls die Konsistenz Ihnen nicht ausreichen sollte, können Sie noch etwas Wasser hinzugeben.
2. Schneiden Sie das Mango-Fruchtfleisch nun in Stücke. Rühren Sie diese unter den Frischkäse. Etwas Honig darüber träufeln, auf Tellern anrichten und servieren.

Tipp:

Falls Sie empfindlich auf Honig reagieren, können Sie diesen einfach weglassen. Die Mango bringt von Haus aus eine gewisse Süße mit sich. Ansonsten können Sie Ahornsirup oder Agavendicksaft verwenden.

Frisches Körnerbrot

Portionen: 1 Brot | Zubereitungszeit: 15 Min
Schwierigkeitsgrad: mittel

Zutaten:

- 1 TL Agavendicksaft
- 30 g Chiasamen
- 420 ml Mineralwasser
- 200 ml stilles Wasser
- 1 TL Salz
- 40 g Kürbiskerne
- 1 Pck. Weinstein Backpulver
- 60 g Leinsamen
- 100 g Quinoamehl
- 50 g Vollreismehl
- 100 g Teffmehl
- 150 g weißes Maismehl
- 100 g Kartoffelstärke

Zubereitung:

1. Beginnen Sie damit, die Chiasamen in eine Schüssel mit Wasser zu geben. Für 20 Minuten quellen lassen.
2. Die Kürbiskerne und die Leinsamen grob hacken. Dies können Sie zum Beispiel mit einem Multi-Zerkleinerer tun.
3. Geben Sie nun die restlichen Trockenzutaten in eine Rührschüssel. Den Agavendicksaft und das Mineralwasser hinzugeben und alles miteinander vermengen. Die Chiasamen und die geschroteten Körner ebenfalls untermischen und mit einem Handrührgerät zu einem Teig verkneten.
4. Füllen Sie den Teig nun in eine Brotbackform oder eine Kuchenform und backen Sie diesen für 60 Minuten bei 180-200 Grad.

Gesundes Porridge mit Zimt

Portionen: 1 | Zubereitungszeit: 10 Min
Schwierigkeitsgrad: leicht

Zutaten:

- 150 ml frische Milch
- 50 g Haferflocken
- 1 frische Feige
- Etwas Ahornsirup
- 2 Prisen Zimt

Zubereitung:

1. Erhitzen Sie zuerst in einem Topf die Milch. Geben Sie die Haferflocken, den Zimt und den Ahornsirup hinzu und lassen alles bei mittlerer Hitze 5 Minuten quellen.
2. In der Zwischenzeit die Feige waschen und klein schneiden.
3. Geben Sie das Porridge in eine Dessertschale und garnieren Sie die Feige darüber. Guten Appetit!

Tipp:

Anstelle der Feigen können Sie auch Aprikosen oder Heidelbeeren verwenden. Achten Sie immer auf Ihre ganz persönliche Toleranzgrenze.

Fluffige Frühstückswaffeln

Portionen: 2 | Zubereitungszeit: 15 Min
Schwierigkeitsgrad: leicht

Zutaten:

- 80 g Dinkelmehl
- 50 ml frische Milch
- 60 g Naturjoghurt (1,5 %)
- 1 frisches Ei, Größe M
- 1 TL Weinstein Backpulver
- 30 ml Wasser
- eventuell etwas Kokosblütenzucker
- 1 EL Butter

Zubereitung:

1. Beginnen Sie zuerst damit, den Joghurt mit dem Ei, dem Wasser und der Milch zu einem Teig zu verrühren. Das Backpulver mit dem Mehl vermengen und unter den Teig mischen.
2. Rühren Sie nach Bedarf noch etwas Zucker ein.
3. Erhitzen Sie ein Waffeleisen und fetten es etwas ein.
4. Danach die Hälfte des Teigs hineingeben und ausbacken. Wiederholen Sie den Rest mit dem noch übrigen Teig.
5. Die Waffeln auf einem Teller etwas auskühlen lassen und genießen.

Selbstgemachtes Körnermüsli

Portionen: 2 | Zubereitungszeit: 10 Min
Schwierigkeitsgrad: leicht

Zutaten:

- 400 g Kirschen
- 2 TL Haferflocken
- 2 EL frische Milch
- 6 EL Wasser
- 2 EL geriebene Mandeln
- 1 EL Agavendicksaft

Zubereitung:

1. Lassen Sie die Haferflocken zuerst für ungefähr 12 Stunden im Wasser einweichen.
2. Am nächsten Tag die Flocken mit der Milch verrühren. Den Agavendicksaft hinzugeben und vermischen.
3. Waschen Sie die Kirschen und entsteinen Sie sie. In der Mitte durchschneiden und zu den Flocken geben. Alles gut miteinander verrühren. Die Mandeln als Garnitur darüber streuen und servieren.

Tipp:

Sie können auch anderes saisonales Obst wie zum Beispiel Heidelbeeren oder Mango verwenden. Achten Sie immer auf Ihre ganz individuelle Verträglichkeit.

Exotischer Fruchtjoghurt

Portionen: 2 | Zubereitungszeit: 10 Min
Schwierigkeitsgrad: leicht

Zutaten:

- 250 g Naturjoghurt (1,5 %)
- 4 EL Johannisbeeren
- ½ Mango
- ½ abgeriebene Zitronenschale (falls verträglich)
- 4 EL Haferflocken

Zubereitung:

1. Waschen Sie zuerst die Johannisbeeren. Den Strunk entfernen und kurz zur Seite stellen.
2. Geben Sie den Joghurt in eine Rührschüssel und mischen Sie die Johannisbeeren unter. Die Mango schneiden und das Fruchtfleisch herauslösen. Anschließend in Würfel schneiden und unter den Joghurt mischen. Die Haferflocken untermischen und mit der geriebenen Schale auf zwei Dessertschalen anrichten und servieren.

Tipp:

Falls Sie die Zitronenschale nicht gut vertragen, können Sie diese einfach weglassen. Stattdessen können Sie die Haferflocken auf 5 EL erhöhen und 1 EL davon als Garnitur über den Joghurt geben.

Herzhafte Lachs-Frühstücksküchlein

Portionen: 6 Stück | Zubereitungszeit: 15 Min
Schwierigkeitsgrad: leicht

Zutaten:

- 125 g Dinkelmehl
- 80 g Frischkäse
- 80 g Butter
- 2 frische Eier, Größe M
- 250 g Lachsfilet (ohne Haut)
- ½ Bund Schnittlauch, gehackt
- ½ Bund Dill, gehackt
- Salz

Zubereitung:

1. Beginnen Sie in einem ersten Schritt damit, das Mehl mit 1 Ei, 2 EL Wasser, etwas Salz und der Butter zu einem Teig zu verkneten. Diesen mit Frischhaltefolie einwickeln und 30 Minuten im Kühlschrank ruhen lassen.
2. Fetten Sie nun die Muffin-Förmchen ein. Rollen Sie den Teig auf einer Arbeitsfläche aus und stechen Sie sechs Kreise á zehn cm Durchmesser aus. Legen Sie in jede Muffin-Form einen Kreis und drücken Sie diesen an den Rändern gut an. Mit der Gabel ein paar Mal einstechen und im Ofen bei 200 Grad für 15 Minuten backen.
3. Für die Füllung nun die gehackten und gewaschenen Kräuter in eine Rührschüssel geben. Den Fisch waschen und klein schneiden. Vermengen Sie das übrige Ei mit dem Frischkäse und geben die Mischung zu den Kräutern hinzu. Alles miteinander vermengen und mit Salz würzen.
4. Die Muffin-Förmchen aus dem Ofen nehmen und die Kräuterfüllung hineingeben. Den Lachs darüberlegen und nochmals im Ofen für 25 Minuten backen.

Kräuterrührei

Portionen: 2 | Zubereitungszeit: 10 Min

Schwierigkeitsgrad: leicht

Zutaten:

- ½ EL Dinkelmehl
- 4 frische Eier, Größe M
- 3 EL gehackter Schnittlauch
- 3 EL gehackter Dill
- etwas Salz
- 1 EL Rapsöl

Zubereitung:

1. Für das frische Rührei zuerst die Eier trennen. Schlagen Sie das Eiweiß auf.
2. Die Eigelbe nun mit dem Mehl und 30 ml Wasser in eine Schüssel geben und verquirlen. Etwas Salz hinzugeben. Die gehackten und gewaschen Kräuter untermengen und das Eiweiß vorsichtig unterheben.
3. Erhitzen Sie in einer Pfanne 1 EL Rapsöl. Geben Sie die Eimasse hinein und backen Sie das Rührei aus. Auf Tellern anrichten und servieren.

Tipp:

Falls Sie frische Hühnereier schlecht vertragen, können Sie diese durch Wachteleier ersetzen. Als Richtwert gilt hier: 4 Wachteleier entsprechen 1 Hühnerei.

Brötchen nach italienischer Art

Portionen: 6 Brötchen | Zubereitungszeit: 15 Min
Schwierigkeitsgrad: leicht

Zutaten:

- 1 Pck. Weinstein Backpulver
- 80 g geriebener Mozzarella
- 12 EL Flohsamenschalen
- 4 EL Magerquark
- 4 EL Leinsamen
- 2 EL Frischkäse
- 4 frische Eigelb

Zubereitung:

1. Für diese leckeren Brötchen zuerst den Magerquark, den Frischkäse, die Flohsamenschalen, die Leinsamen, das Backpulver, die Eigelbe und den Mozzarella in eine Rührschüssel geben. Mixen Sie alles zu einem glatten Teig.
2. Formen Sie nun aus dem Teig sechs Brötchen und legen Sie diese auf ein mit Backpapier belegtes Backblech. Kreuzförmig einschneiden und für 20 Minuten bei 200 Grad backen.
3. Nehmen Sie die frischen Brötchen aus dem Ofen, lassen Sie sie kurz abkühlen und genießen Sie Ihr italienisches Frühstück.

Tipp:

Anstelle der Hühnereier können Sie auch Wachteleier verwenden. 1 Hühnerei entspricht 4 Wachteleiern.

Frische Buttermilchpfannkuchen

Portionen: 2 | Zubereitungszeit: 10 Min
Schwierigkeitsgrad: leicht

Zutaten:

- 200 ml reine Buttermilch
- etwas Kokosöl zum Ausbacken
- 140 g Dinkelmehl
- 2 frische Eier, Größe M
- 2 EL Kokosblütenzucker
- 1 Prise Salz

Zubereitung:

1. In einem ersten Schritt die Eier aufschlagen und in einer Schüssel verquirlen. Geben Sie die Buttermilch hinzu und mixen Sie alles mit dem Handrührgerät gut durch. Das Dinkelmehl, den Zucker und etwas Salz zum Teig geben und nochmals miteinander vermengen.
2. Erhitzen Sie in einer Pfanne etwas Öl und backen Sie die Pfannkuchen darin von beiden Seiten aus.
3. Anschließend auf Tellern anrichten und servieren.

Tipp:

Anstelle der Hühnereier können Sie auch 8 Wachteleier verwenden.

Fruity Good-Morning-Smoothie

Portionen: 2 | Zubereitungszeit: 5 Min
Schwierigkeitsgrad: leicht

Zutaten:

- 280 ml Kefir
- 100 g Heidelbeeren
- 100 g Kirschen
- 1 EL Agavendicksaft

Zubereitung:

1. Waschen Sie zuerst das Obst. Die Kirschen entsteinen und zusammen mit den Heidelbeeren in einen Multi-Zerkleinerer geben.
2. Den Kefir hinzugeben und alles zu einem Saft pürieren.
3. Etwas Agavendicksaft zu dem Smoothie geben und servieren.

Tipp:
Sie können hier auch Johannisbeeren oder Mango verwenden.

Apfel-Smoothie

Portionen: 1 | Zubereitungszeit: 5 Min
Schwierigkeitsgrad: leicht

Zutaten:

- 1 Apfel
- 1 EL Ahornsirup
- 150 ml Mandelmilch, ungesüßt

Zubereitung:

1. Schälen Sie zuerst den Apfel. Schneiden Sie ihn in der Mitte durch und entfernen Sie das Kerngehäuse. Anschließend etwas klein schneiden und in eine Küchenmaschine geben.
2. Die Mandelmilch und den Ahornsirup hinzugeben und alles zu einem Smoothie pürieren.

Exotic Juice

Portionen: 1 | Zubereitungszeit: 5 Min
Schwierigkeitsgrad: leicht

Zutaten:

- 2 frische Minzblätter
- 150 g Naturjoghurt (1,5 %)
- 50 g Mango-Fruchtfleisch
- 1 Pfirsich
- 2 EL Kokosflocken

Zubereitung:

1. Den Pfirsich waschen, den Kern entfernen und klein schneiden. Das Mango-Fruchtfleisch ebenfalls klein schneiden.
2. Geben sie nun den Joghurt mit den Früchten in einen Rührbecher. Die Kokosflocken hinzugeben und alles pürieren.
3. Waschen Sie die Minze. Füllen Sie den Smoothie in ein Glas und garnieren Sie die Minze darüber.

Power-Green-Juice

Portionen: 2 | Zubereitungszeit: 10 Min
Schwierigkeitsgrad: leicht

Zutaten:

- 125 ml Apfelsaft
- ½ Salatgurke
- 1 Apfel

Zubereitung:

1. In einem ersten Schritt den Apfel schälen, halbieren und das Kerngehäuse entfernen. Anschließend klein schneiden. Die Gurke ebenfalls schälen und klein schneiden.
2. Geben Sie beides nun in eine Küchenmaschine. Den Apfelsaft hinzugeben und alles miteinander pürieren.
3. In Gläsern anrichten und servieren.

Johannisbeeren-Smoothie

Portionen: 2 | Zubereitungszeit: 5 Min
Schwierigkeitsgrad: leicht

Zutaten:

- 400 g Johannisbeeren
- 200 ml Buttermilch oder Wasser
- 1 EL Ahornsirup

Zubereitung:

1. Waschen Sie zuerst die Johannisbeeren und entfernen Sie den Strunk. Geben Sie die Früchte nun in einen Mixer.
2. Die Buttermilch darüber geben und alles pürieren. Den Ahornsirup hinzugeben und nochmals alles miteinander verrühren. In Gläser füllen und genießen.

Tipp:

Falls Ihnen der Smoothie zu sauer sein sollte, können Sie zusätzlich 1 EL Ahornsirup hinzugeben.

Mittagsgerichte

Basic-Rezept: histaminarme Gemüsebrühe

Portionen: 150 Gramm Brühe-Pulver | Zubereitungszeit: 25 Min
Schwierigkeitsgrad: leicht

Zutaten:

- 200 g Möhren
- 250 g Knollensellerie
- 100 g Pastinaken
- 200 g Staudensellerie
- 2 weiße Küchenzwiebeln
- 20 g Salz

Zubereitung:

1. Schälen Sie zunächst einmal das Gemüse. Reiben Sie dann die Karotten, die Pastinaken und den Knollensellerie und drücken Sie alles gut aus.
2. Den Staudensellerie in sehr dünne Streifen schneiden und die Blätter ganz fein hacken. Auch die Küchenzwiebeln schälen und in dünne Streifen schneiden.
3. Legen Sie das gesamte Gemüse auf ein mit Backpapier ausgelegtes Blech.
4. Heizen Sie nun den Backofen vor und trocknen Sie das Gemüse bei 80 Grad Ober- und Unterhitze rund 3 bis 4 Stunden lang. Halten Sie den Ofen in dieser Zeit mithilfe eines Kochlöffels einen ganz kleinen Spalt weit geöffnet, damit der entstehende Dampf entweichen kann.
5. Füllen Sie das getrocknete Gemüse anschließend in einen Mörser oder in eine Küchenmaschine. Fügen Sie das Salz hinzu und zerkleinern/mörsern Sie alles schön fein. Anschließend in ein luftdichtes Glas verpacken.

Je nach gewünschter geschmacklicher Intensität brauchen Sie 1 TL dieser Gemüsebrühe für 250 ml Wasser.

Tipp:

Sie benötigen für die Herstellung dieser histaminarmen Gemüsebrühe 600 g frisches Gemüse, doch Sie können die Zutaten ganz nach Ihren Vorlieben frei verteilen: So können Sie zum Beispiel mehr Karotten verwenden und weniger Knollensellerie. Auch Pastinaken eignen sich sehr gut und können in diesem Grundrezept einen Teil des Knollen- oder Staudenselleries ersetzen.

Histaminarme Puffer

Portionen: 30 Puffer | Zubereitungszeit: 15 Min
Schwierigkeitsgrad: leicht

Zutaten:

- 1 ½ TL Salz
- 360 ml Gemüsebrühe (siehe Basic-Rezept „Gemüsebrühe“ in Mittagsgerichte)
- 1 Zwiebel
- 130 g Hirse
- 400 g Äpfel
- 100 g Kürbiskerne
- 8 EL Kartoffelstärke
- 200 g Möhren
- Rapsöl zum Anbraten

Zubereitung:

1. Beginnen Sie zuerst damit, die Gemüsebrühe in einem Topf zu erwärmen. Die Hirse waschen und etwas abtropfen lassen. Anschließend zu der Gemüsebrühe geben und unter Kochen gar werden lassen. Die Hirse anschließend wieder herausnehmen und abtropfen lassen.
2. Schälen und waschen Sie in der Zwischenzeit die Äpfel und die Möhren. Anschließend fein raspeln. Die Zwiebel schälen und klein hacken.
3. Geben sie nun die Zwiebel, den Apfel, die Möhren und die abgetropfte Hirse in einen Mixer. Das Salz hinzugeben und alles pürieren.
4. Hacken Sie die Kürbiskerne grob und geben Sie sie zum Teig hinzu. Die Kartoffelstärke ebenfalls zum Teig geben und daraus kleine Puffer formen.
5. Erhitzen Sie in einer Pfanne das Rapsöl und braten Sie die Puffer darin von beiden Seiten für 4 Minuten an. Anschließend auf einem Küchenpapier etwas austropfen lassen und servieren.

Hackfleisch-Gemüse-Topf

Portionen: 3 | Zubereitungszeit: 20 Min
Schwierigkeitsgrad: leicht

Zutaten:

- 1 Brokkoli
- 1 Zwiebel
- 2 EL Rapsöl
- 200 ml Kokosmilch
- 350 g frisches Rinderhackfleisch
- 250 ml Gemüsebrühe (siehe Basic-Rezept „Gemüsebrühe" in Mittagsgerichte)
- 1 EL Kurkuma
- etwas Salz

Zubereitung:

1. Schälen Sie in einem ersten Schritt die Zwiebel und hacken Sie diese klein. Den Brokkoli waschen und in Röschen schneiden.
2. Geben Sie das Öl in eine große Pfanne und dünsten Sie darin die Zwiebel 2 Minuten lang an. Das Hackfleisch hinzugeben und weitere 4 Minuten andünsten.
3. Die Kokosmilch zusammen mit der Brühe und den Brokkoliröschen zum Hackfleisch geben und alles 5 Minuten köcheln lassen. Mit Salz und Kurkuma würzen.
4. Alles auf Tellern anrichten und servieren.

Tipp:

Achten Sie darauf, dass das Hackfleisch frisch ist. Fragen Sie gerne beim Metzger nach, achten Sie darauf, die Kühlkette nicht zu unterbrechen, und verarbeiten Sie es möglichst sofort.

Asia-Pfanne

Portionen: 4 | Zubereitungszeit: 20 Min
Schwierigkeitsgrad: leicht

Zutaten:

- 1 Brokkoli
- 4 Frühlingszwiebeln
- 400 ml Kokosmilch
- 1 gelbe Zucchini
- etwas Salz
- 2 Möhren
- Rapsöl zum Braten
- 100 g Mandelstifte
- 120 ml Gemüsebrühe (siehe Basic-Rezept „Gemüsebrühe" in Mittagsgerichte)
- 1 TL Kurkuma

Zubereitung:

1. Für diesen leckeren Asia-Topf zuerst die Zucchini, die Frühlingszwiebeln, den Brokkoli und die Möhren waschen und klein schneiden.
2. Erhitzen Sie in einem Wok nun das Rapsöl und dünsten Sie darin die Frühlingszwiebeln an. Nacheinander nun den Brokkoli und die Möhren hinzugeben und andünsten. Die Zucchini noch zum Wok-Gemüse geben und alles andünsten lassen.
3. Löschen Sie nun mit der Gemüsebrühe und der Kokosmilch ab. Etwas Salz und Kurkuma hinzugeben und köcheln lassen.
4. Die Mandelstifte in die Pfanne geben und alles für ungefähr 15 Minuten gar werden lassen.
5. Danach auf einem Teller anrichten und servieren.

Süßkartoffelgulasch

Portionen: 3 | Zubereitungszeit: 15 Min
Schwierigkeitsgrad: leicht

Zutaten:

- 750 g Süßkartoffeln
- 1 Zwiebel
- 800 ml Gemüsebrühe (siehe Basic-Rezept „Gemüsebrühe“ in Mittagsgerichte)
- 1 Knoblauchzehe
- Rapsöl zum Braten
- etwas Salz
- 3 EL gehackte Petersilie und Schnittlauch
- 1 Paprikaschote (bei Verträglichkeit)
- 550 g Putengulasch

Zubereitung:

1. Für diese Gulaschvariation zuerst den Knoblauch und die Zwiebel schälen und klein hacken. Die Paprika waschen und würfeln.
2. Erhitzen Sie etwas Öl in einem Topf und geben Sie das Putenfleisch dort hinein. Die Zwiebeln und den Knoblauch hinzugeben und zusammen mit dem Fleisch anbraten. Nach 2 Minuten die Paprika in den Topf geben und auch diese 1 Minute andünsten lassen.
3. Würzen Sie nun alles mit dem Salz. Gießen Sie die Brühe hinzu und lassen Sie das Gulasch 45 Minuten zugedeckt bei geringer Hitzezufuhr köcheln.
4. Schälen Sie die Süßkartoffeln, waschen Sie diese und schneiden Sie sie in Würfel. Anschließend zum Gulasch hinzugeben und nochmals 30 Minuten köcheln lassen.
5. Das Gulasch zum Schluss mit den frischen Kräutern verfeinern und servieren.

Tipp:

Falls Sie keine Paprika vertragen, können Sie diese durch 1 Zucchini ersetzen.

Ofensüßkartoffel mit Frischkäsefüllung

Portionen: 2 | Zubereitungszeit: 15 Min
Schwierigkeitsgrad: leicht

Zutaten:

- 1 Kugel Mozzarella
- 3 Süßkartoffeln
- etwas Olivenöl
- 3 Pak Choi
- 1 EL Frischkäse
- Salz, weißer Pfeffer

Zubereitung:

1. Waschen Sie zuerst die Süßkartoffeln und schneiden Sie sie in Hälften. Anschließend mit etwas Olivenöl rundherum einpinseln und auf ein mit Backpapier ausgelegtes Backblech legen.
2. Backen Sie die Kartoffeln nun bei 200 Grad für 40-45 Minuten.
3. In der Zwischenzeit den Pak Choi vom Strunk befreien und klein schneiden. In einer Pfanne Olivenöl erhitzen und den Pak Choi darin 4 Minuten andünsten. Mit etwas Pfeffer und Salz bestreuen und zur Seite stellen.
4. Die fertigen Süßkartoffeln nun aus dem Ofen nehmen und mit einem Esslöffel aushöhlen. Dabei noch etwas Rand lassen und das Innere etwas zerstampfen. Geben Sie nun den Frischkäse mit dem Pak Choi und dem Süßkartoffelstampf in eine Schüssel und verrühren Sie alles miteinander. Füllen Sie hiermit nun die ausgehöhlten Süßkartoffeln.
5. Den Mozzarella abtropfen lassen und in Scheiben schneiden. Den Käse über die Süßkartoffeln streuen und für 15 Minuten bei 200 Grad im Ofen backen.
6. Zum Schluss alles herausnehmen und auf Tellern anrichten.

Tipp:

Sie können den Pfeffer nach Belieben auch weglassen. Hier kommt es ganz auf Ihre Toleranzgrenze an. Falls Sie sich unsicher sind, können Sie vorsichtig und leicht probieren zu würzen. Ansonsten gehen alternativ auch frische Kräuter wie Petersilie oder Schnittlauch.

Ofenpaprika mit Quinoafüllung

Portionen: 2 | Zubereitungszeit: 35 Min
Schwierigkeitsgrad: leicht

Zutaten:

- Salz
- 4 Paprika (alternativ 4 gelbe Zucchini)
- 150 g Quinoa
- 400 ml Gemüsebrühe (siehe Basic-Rezept „Gemüsebrühe" in Mittagsgerichte)
- 3 EL Olivenöl
- 2 Karotten
- 150 g junger, geriebener Gouda

Zubereitung:

1. Beginnen Sie damit, die Paprika zu waschen, den Deckel zu entfernen und das Kerngehäuse herauszuholen. Die Paprika halbieren und in eine Auflaufform setzen.
2. Geben Sie 200 ml Gemüsebrühe in einen Topf und kochen Sie diese auf. Die Quinoas hineingeben und 5 Minuten zugedeckt ziehen lassen, ohne dass sie kochen.
3. Schneiden Sie nun das Paprikafruchtfleisch klein und geben Sie dies in eine Schüssel. Die Karotten schälen und ebenfalls klein schneiden.
4. Erhitzen Sie in einer Pfanne das Öl und dünsten Sie darin die Paprika und die Karotten an. Geben Sie nun den jungen Gouda und die Quinoas in die Pfanne. Vermischen Sie alles gründlich miteinander und würzen Sie mit etwas Salz. Füllen Sie nun die Mischung in die Paprikahälften. Die noch übrige Brühe in die Auflaufform geben und die Paprikahälften bei 200 Grad 25 Minuten backen.
5. Anschließend aus dem Ofen nehmen, etwas auskühlen lassen und servieren.

Tipp:

Anstelle der Paprika können Sie auch Zucchini verwenden. Es kommt auch ganz darauf an, wie gut Sie Paprika vertragen. Hören Sie hier auf Ihren Körper und essen Sie das, was Ihnen guttut. Es ist wichtig, dass Sie nur jungen Gouda verwenden, ansonsten ist er bei einer Histaminintoleranz nicht mehr geeignet.

Maisgrieß-Kräuterschnitten

Portionen: 15 Stück | Zubereitungszeit: 15 Min
Schwierigkeitsgrad: leicht

Zutaten:

- 150 g Maisgrieß (Polenta)
- 6 EL Mandelmus
- 3 EL fein gehackter Rosmarin
- 3 EL fein gehacktes Basilikum
- 2 EL gehackte Petersilie
- 1 Msp. Meersalz
- 500 ml frische Vollmilch
- 2 EL Rapsöl zum Braten

Zubereitung:

1. Geben Sie den Maisgrieß zusammen mit allen anderen Zutaten in einen Topf und lassen Sie alles aufkochen.
2. Rühren Sie stetig um und kochen Sie alles 10 Minuten lang weich.
3. Legen Sie nun ein Backblecht mit Papier aus und verteilen Sie die Polenta-Masse ungefähr 1-cm-dick darauf. Kurz abkühlen lassen.
4. Nachdem die Masse nun fest geworden ist, schneiden Sie daraus rund zwei Zentimeter breite Stangen aus.
5. Erhitzen Sie das Rapsöl dann in der Pfanne und braten Sie die Polenta-Stangen von beiden Seiten schön knusprig und golden aus.

Rahmnudeln mit vitalstoffreichem Gemüse

Portionen: 2 | Zubereitungszeit: 20 Min
Schwierigkeitsgrad: leicht

Zutaten:

- 150 g Bio-Zucchini
- 350 ml Gemüsebrühe (siehe Basic-Rezept „Gemüsebrühe" in Mittagsgerichte)
- 2 große Möhren
- 1 EL Frischkäse
- 120 g Dinkelnudeln
- 100 ml Sahne
- frische Kräuter (frisch gehackte Petersilie & Basilikum)
- Meersalz
- weißer Pfeffer

Zubereitung:

1. Kochen Sie in einem ersten Schritt die Nudeln nach Anleitung. Dann abgießen und abtropfen lassen.
2. Schälen Sie nun die Möhren und schneiden Sie diese in dünne Scheiben. Die Zucchini waschen und klein raspeln.
3. Geben Sie nun alle Zutaten außer dem Frischkäse und den Gewürzen in einen Kochtopf und kochen alles für 10 Minuten lang gar.
4. Heben Sie zum Schluss den Frischkäse unter und würzen Sie alles mit weißem Pfeffer, Salz sowie den frischen Kräutern.
5. Vermischen Sie nun die Nudeln mit dem Gemüse und richten Sie es auf Tellern an.

Selbstgemachte Chicken-Nuggets

Portionen: 15 Nuggets | Zubereitungszeit: 20 Min
Schwierigkeitsgrad: leicht

Zutaten:

- 80 g Naturjoghurt
- 2 frische Hähnchenbrustfilets
- ½ TL Paprikapulver
- weißer Pfeffer
- Meersalz
- 70 g ungesüßte Cornflakes
- 1 TL Ahornsirup

Zubereitung:

1. Waschen und schneiden Sie für die Nuggets zuerst das Hähnchenbrustfilet in Stücke.
2. Vermengen Sie nun den Naturjoghurt mit dem Salz, dem Ahornsirup und dem Paprikapulver miteinander.
3. Geben Sie die Cornflakes anschließend in einen Gefrierbeutel und zerbröseln Sie diese darin. Füllen Sie die Brösel danach in eine Schüssel.
4. Wälzen Sie nun für die Panade das Hähnchenfleisch zuerst im Naturjoghurt und anschließend in den Cornflakes.
5. Legen Sie die Nuggets auf ein Backblech und backen Sie alles für 20 Minuten bei 200 Grad im Ofen.

Kartoffelscheiben mit Ziegenkäse

Portionen: 4 | Zubereitungszeit: 20 Min
Schwierigkeitsgrad: leicht

Zutaten:

- 500 g festkochende Kartoffeln
- 100 g Süßkartoffeln
- 2 Frühlingszwiebeln
- 1 EL Sesam
- 1 EL Butter
- 100 g Ziegenfrischkäse
- 2 EL Rapsöl

Zubereitung:

1. Heizen Sie den Backofen auf 180 Grad Ober- und Unterhitze vor.
2. Kochen Sie dann die Kartoffeln und die Süßkartoffeln mitsamt der Schale. Anschließend abgießen, abkühlen lassen, pellen und in Scheiben schneiden.
3. Die Frühlingszwiebeln waschen und in feine Röllchen schneiden.
4. Zerbröckeln Sie nun den Ziegenfrischkäse. Legen Sie dann ein Backblech mit Papier aus und verteilen Sie darauf die Kartoffelscheiben und den zerbröckelten Ziegenfrischkäse. Bestreichen Sie alles mit dem Rapsöl und backen Sie es im Ofen eine Viertelstunde lang goldbraun.
5. Erhitzen Sie inzwischen die Butter in einer Pfanne und braten Sie darin die Frühlingszwiebelröllchen an. Geben Sie den Sesam hinzu.
6. Holen Sie nun die Kartoffelscheiben mit dem Ziegenkäse aus dem Ofen und geben Sie die Frühlingszwiebel-Sesam-Mischung darüber.

Lachs-Blätterteigtäschchen

Portionen: 20 Stück | Zubereitungszeit: 20 Min
Schwierigkeitsgrad: leicht

Zutaten:

- 1 Blätterteig (aus dem Kühlregal)
- 250 g TK-Wildlachs
- 4 Zweige frischer Dill
- 2 EL Sesam
- 100 g Frischkäse
- 1 Ei (Größe M) – ersatzweise 4 Wachteleier

Zubereitung:

1. Das Wildlachsfilet in einen Gefrierbeutel geben und rasch unter fließendem lauwarmem Wasser auftauen, dann trocken tupfen und in kleine Würfel schneiden.
2. Den Blätterteig ausrollen und mit einer runden Ausstechform oder einem Glas Teigkreise (ca. sieben Zentimeter groß) ausstechen.
3. Waschen Sie den Dill, schütteln Sie ihn trocken, schneiden Sie ihn ganz fein und vermischen Sie ihn mit dem Frischkäse. Geben Sie nun je einen Lachswürfel mit einem TL Frischkäse in die Mitte jedes Blätterteigkreises. Klappen Sie diesen zusammen und drücken Sie die Ränder mit den Fingern fest an.
4. Legen Sie die Halbkreise auf ein mit Backpapier ausgelegtes Blech und bestreichen Sie es mit dem Ei. Zum Schluss noch den Sesam darüberstreuen und die Blätterteighalbkreise im Backofen bei 220 Grad 12-15 Minuten lang goldbraun backen.

Ziegenkäse-Muschelnudeln

Portionen: 2 | Zubereitungszeit: 25 Min
Schwierigkeitsgrad: leicht

Zutaten:

- 300 g Dinkel-Muschelnudeln
- 120 g Sahne
- 1 großer Apfel
- 200 g Ziegenfrischkäse
- 2 frische Thymianzweige
- ½ Bund Frühlingszwiebeln
- Saft einer ½ Bio-Zitrone

Zubereitung:

1. Kochen Sie erst einmal die Muschelnudeln in kochendem Salzwasser bissfest.
2. Waschen Sie in der Zwischenzeit den Apfel, schneiden Sie diesen in der Mitte durch und entfernen Sie das Kerngehäuse. Dann die Frucht in kleine Würfelchen schneiden.
3. Vermischen Sie nun in einem Schälchen den Zitronensaft mit den Apfelwürfeln.
4. Erhitzen Sie in einer Pfanne die Sahne und lösen Sie darin den Ziegenfrischkäse auf.
5. Waschen Sie zwischenzeitlich die Thymianzweige sowie die Frühlingszwiebeln und schütteln Sie diese trocken. Den Thymian dann von den Stängeln zupfen und den Schnittlauch in kleine Röllchen schneiden.
6. Geben Sie nun die Zitronensaft-Apfelwürfel-Mischung in die Ziegenfrischkäse-Sahne-Soße. Dann die Kräuter darüber geben.
7. Füllen Sie nun diese Soße in die Muschelnudeln hinein und richten Sie alles auf Tellern an.

Zucchini-Hackfleisch-Gratin

Portionen: 4 | Zubereitungszeit: 20 Min
Schwierigkeitsgrad: leicht

Zutaten:

- 1 kg festkochende Kartoffeln
- 250 ml Bio-Frischmilch (3,5 % Fett)
- 1 Eigelb
- 500 g Zucchini
- 1 Prise Salz
- 2 EL Butter
- 1 Bund frische Petersilie
- 1 EL Rapsöl
- 400 g sehr frisches Hackfleisch vom Rind
- Butter zum Einfetten

Zubereitung:

1. Waschen Sie zunächst die Kartoffeln und kochen Sie diese mitsamt der Schale rund 20 Minuten lang weich. Anschließend abgießen und kurz ausdampfen lassen. Pellen Sie nun die Kartoffeln und drücken Sie sie durch eine Kartoffelpresse.
2. Erhitzen Sie nun die Butter und die Milch und rühren Sie mit einem Schneebesen beides unter die Kartoffeln. Dann das Ei trennen und das Eigelb sowie eine Prise Salz unter das Kartoffelpüree rühren.
3. Waschen, putzen und schneiden Sie dann die Zucchini in Scheiben. Brausen Sie die Petersilie ab, schütteln Sie sie gut trocken, zupfen Sie die Blätter und hacken Sie diese fein. Erhitzen Sie nun das Rapsöl und braten Sie das frische Rinderhackfleisch darin an, bis es krümelt. Zum Schluss noch mit der Petersilie und einer Prise Salz würzen.
4. Geben Sie nun schichtweise das Hackfleisch, die Zucchini sowie das Kartoffelpüree in eine gebutterte Gratin-Form und schließen Sie mit einer Schicht Püree ab. Backen Sie den Auflauf 35 Minuten lang bei 180 Grad.

Tipp:

Achten Sie besonders bei Hackfleisch immer darauf, sehr frisches Hackfleisch zu verwenden. Fragen Sie gerne beim Metzger nach, achten Sie darauf, die Kühlkette nicht zu unterbrechen, und verarbeiten Sie es möglichst sofort.

Fenchel-Süßkartoffel-Auflauf

Portionen: 4 | Zubereitungszeit: 15 Min
Schwierigkeitsgrad: leicht

Zutaten:

- 2 Fenchelknollen
- 500 ml frische Milch (1,5 % Fett)
- 700 g Süßkartoffeln
- 100 g Sahne
- 1 Prise Salz und optional weißer Pfeffer
- 50 g geriebener junger Gouda
- Butter für die Gratin-Form

Zubereitung:

1. Heizen Sie zunächst den Backofen auf 200 Grad vor. Schälen Sie nun die Kartoffeln und schneiden Sie diese in dünne Scheiben.
2. Anschließend die beiden Fenchelknollen waschen, putzen und längs halbieren. Entfernen Sie den Strunk und schneiden Sie den Fenchel in dünne Scheibchen. Legen Sie das Fenchelgrün beiseite.
3. Fetten Sie nun die Gratin-Form mit Butter ein und schichten Sie abwechselnd den Fenchel sowie die Kartoffelscheiben hinein.
4. Hacken Sie das Fenchelgrün klein und verrühren Sie es gründlich mit der Sahne und der Milch. Geben Sie eine Prise Salz hinzu und, wenn Sie möchten, ein wenig weißen Pfeffer.
5. Gießen Sie diese Mischung über das Kartoffel-Fenchel-Gratin und bestreuen Sie das Gericht mit dem geriebenen jungen Gouda. Backen Sie alles im vorgeheizten Ofen rund eine Stunde lang.

Tipp:

Achten Sie bitte unbedingt darauf, keinen gereiften Käse zu verwenden, sondern nur jungen Gouda.

Herzhafte Wildlachs-Muffins

Portionen: 8 Muffins | Zubereitungszeit: 40 Min
Schwierigkeitsgrad: leicht

Zutaten:

- 6 EL Magerquark
- 3 Eier, Größe M
- 80 g Frischkäse
- ½ gelbe Paprika
- 2 Frühlingszwiebeln
- Salz
- 1 große Zucchini
- 2 TK-Wildlachsfilets

Zubereitung:

1. Die Wildlachsfilets in einen Gefrierbeutel geben und rasch unter fließendem lauwarmem Wasser auftauen. Anschließend kleinschneiden.
2. Die Frühlingszwiebeln putzen und in feine Röllchen schneiden. Die Zucchini schälen und fein raspeln. Die Paprikaschote in ganz feine Würfelchen schneiden.
3. Vermischen Sie nun den Magerquark mit dem Frischkäse sowie den Eiern und einer Prise Salz.
4. Rühren Sie das kleingeschnittene Gemüse und die Wildlachsstückchen unter die Quark-Eier-Masse. Alles nochmal kurz mit dem Mixer aufschlagen.
5. Muffin-Förmchen fetten und die Masse dann hineinfüllen. Backen Sie die Muffins bei 160 Grad 25 Minuten lang im Offen.

Kräuter-Dinkel-Waffeln

Portionen: 4-5 Stück | Zubereitungszeit: 25 Min
Schwierigkeitsgrad: leicht

Zutaten:

- 240 g Dinkelmehl
- 1 Bund frische Kräuter (Rosmarin, Petersilie, Basilikum)
- 1 Küchenzwiebel
- 210 ml fettarme Frischmilch
- 1 TL Backpulver
- 70 g Butter
- 1 Ei aus Freilandhaltung oder ersatzweise 4 Wachteleier
- 1 TL Salz

Zubereitung:

1. Beginnen Sie damit, die Küchenzwiebel zu schälen und in kleine Stückchen zu hacken. Danach werden die Kräuter gewaschen und kleingeschnitten.
2. Anschließend die restlichen Rezeptzutaten zu einer glatten Teigmasse vermischen und die Zwiebel sowie die frischen Kräuter unterheben.
3. Die Waffeln in einem Waffeleisen goldbraun ausbacken.

Selbstgemachte Fischstäbchen

Portionen: 15 Stäbchen | Zubereitungszeit: 20 Min
Schwierigkeitsgrad: leicht

Zutaten:

- 1 Ei aus Freilandhaltung, Größe M
- 225 g TK-Wildlachsfilet
- 90 g ungesüßte Cornflakes
- 60 g Dinkelmehl (Typ 1050)
- 1 EL Sesam

Zubereitung:

1. Den tiefgekühlten Wildlachs in einen Gefrierbeutel geben und rasch unter fließendem lauwarmem Wasser auftauen. Anschließend in 15 Stäbchen schneiden.
2. Vermengen Sie in einer Schüssel das Ei und 1 EL Wasser und verquirlen Sie alles gründlich miteinander. Geben Sie nun das Dinkelmehl in eine separate Schüssel.
3. Befüllen Sie einen Gefrierbeutel mit den Cornflakes und zerbröseln Sie diese darin.
4. Mischen Sie nun die zerbröselten Cornflakes mit dem Sesam in einer weiteren Schüssel.
5. Für die Panade den Fisch zuerst im Mehl, dann in der Eier-Masse und anschließend in den Cornflakes wälzen.
6. Legen Sie die Fischstäbchen auf ein Backblech und backen Sie sie für 20 Minuten bei 200 Grad.

Leckeres Gemüsegratin

Portionen: 4 | Zubereitungszeit: 15 Min
Schwierigkeitsgrad: leicht

Zutaten:

Für die Soße:

- 100 g geriebener junger Gouda
- 50 g Butter
- 2 EL Korianderblätter
- 30 g Dinkelmehl
- 300 ml Bio-Frischmilch
- 150 g Sahne

Für das Gratin:

- 1 Bio-Zitrone
- 1 Blumenkohl
- 3 Fenchelknollen
- ½ TL Salz

Zubereitung:

1. Waschen Sie in einem ersten Schritt den Blumenkohl und teilen Sie ihn in Röschen. Anschließend in kochendem Wasser für 10 Minuten blanchieren. Waschen Sie dann die Fenchelknollen und entfernen Sie die Haut. Anschließend die Knollen halbieren.
2. Die Zitrone waschen, halbieren und den Saft auspressen. Reiben Sie die halbierten Fenchelknollen mit dem Zitronensaft ein und legen Sie sie mit ein wenig Wasser in eine Pfanne. Für 3 Minuten im Wasser blanchieren. Anschließend aus der Pfanne nehmen und abtropfen lassen.
3. Widmen Sie sich nun der Soße. Zerlassen Sie hierfür die Butter in einem Topf. Geben Sie das Mehl nach und nach hinzu und schwitzen Sie alles an. Milch und Sahne nacheinander in den Topf geben und mit Koriander würzen.
4. Geben Sie nun das Gemüse in eine Auflaufform und verteilen Sie die Sauce darüber. Alles mit dem frischen geriebenen Gouda bestreuen und für 40-45 Minuten im Backofen bei 180 Grad backen.

Zucchini-Quinoa-Schiffchen

Portionen: 4 | Zubereitungszeit: 20 Min
Schwierigkeitsgrad: leicht

Zutaten:

- 100 g geriebener junger Gouda
- 4 große Zucchini
- 2 Möhren
- 2 EL gehackte Petersilie
- 200 g Quinoa
- 2 Frühlingszwiebeln
- 1 EL natives Olivenöl

Zubereitung:

1. Die Quinoas in einem Küchensieb unter lauwarmem Wasser gründlich abspülen und abtropfen lassen. Auf diese Weise können alle Bitterstoffe ordentlich ausgespült werden.
2. Nun 400 ml Wasser zum Kochen bringen und darin die Quinoas aufkochen. Dann bei niedriger Hitzezufuhr eine Viertelstunde lang quellen lassen, bis das ganze Wasser aufgesaugt wurde. Lassen Sie die Quinoas abkühlen und lockern Sie alles immer wieder mithilfe einer Gabel leicht auf.
3. Nun die Zucchinis waschen und die Enden entfernen. Anschließend halbieren und das Fruchtfleisch herauslösen. Legen Sie die ausgehöhlten Zucchini in kochendes Wasser und blanchieren Sie diese ungefähr 5 Minuten lang.
4. Waschen Sie die Frühlingszwiebeln und schälen Sie die Möhren. Schneiden Sie beides danach ganz klein. Erhitzen Sie in einer Pfanne das Olivenöl und dünsten Sie darin das Gemüse und auch das Innere der Zucchini an.
5. Geben Sie nun die Quinoas sowie die Petersilie hinzu und vermengen Sie alles gründlich miteinander.
6. Füllen Sie die Gemüse-Quinoa-Mischung in die ausgehöhlten Zucchini-Schiffchen und streuen Sie den geriebenen jungen Gouda darüber. Alles für 25 Minuten bei 180 Grad im Ofen backen.
7. Anschließend aus dem Ofen nehmen und servieren.

Abendgerichte

Kräuter-Kürbisspalten

Portionen: 4 | Zubereitungszeit: 30 Min
Schwierigkeitsgrad: leicht

Zutaten:

- 2 TL getrocknete Kräuter (Thymian, Rosmarin, Oregano)
- 1 TL frisch gehacktes Basilikum
- 1 TL frisch gehackte Petersilie
- 800 g Kürbis (Hokkaido)
- 1 TL Paprikapulver (edelsüß)
- 1 TL Meersalz
- 3 EL natives Olivenöl

Zubereitung:

1. Den Hokkaidokürbis waschen. Anschließend in der Mitte halbieren, die Kerne entfernen und vierteln. Den Kürbis dann nochmals in Spalten zerteilen.
2. Vermischen Sie nun das Olivenöl mit den frischen sowie den getrockneten Kräutern und schwenken Sie die Kürbisspalten darin.
3. Alles auf einem Backblech verteilen und für 20 Minuten bei 250 Grad knusprig backen.

Kürbis-Quinoa-Bowl

Portionen: 3 | Zubereitungszeit: 20 Min
Schwierigkeitsgrad: leicht

Zutaten:

- 4 EL natives Olivenöl
- 2 große Möhren
- 3 EL gehackte Petersilie
- 300 ml Gemüsebrühe (siehe Basic-Rezept „Gemüsebrühe“ in Mittagsgerichte)
- 350 g Kürbis
- 1 Zwiebel
- 200 g Quinoa

Zubereitung:

1. Die Quinoas in einem Küchensieb unter lauwarmem Wasser gründlich abspülen und abtropfen lassen.
2. Nun ungefähr 400 ml Wasser zum Kochen bringen und darin die Quinoas aufkochen. Bei niedriger Hitzezufuhr eine Viertelstunde lang quellen lassen, bis das ganze Wasser aufgesaugt wurde. Lassen Sie die Quinoas abkühlen und lockern Sie alles immer wieder mithilfe einer Gabel leicht auf.
3. Schälen Sie die Möhren, die Zwiebel und den Kürbis. Die Zwiebel klein hacken und die Möhren sowie den Kürbis klein schneiden.
4. In einer Pfanne nun 2 EL des Olivenöls erhitzen und darin die Zwiebeln andünsten. Die Möhren hinzugeben und 5 Minuten garen lassen. Geben Sie noch ein wenig Wasser hinzu, damit das Gemüse nicht anbrennt.
5. Nun kommt der Kürbis mit in die Pfanne: Alles 5 Minuten zugedeckt garen. Die Quinoas hinzufügen und noch 5 Minuten weiterköcheln lassen. Geben Sie nun die Gemüsebrühe in die Pfanne und lassen alles zugedeckt 10 bis 15 Minuten köcheln.
6. Nehmen Sie die Pfanne von der Kochstelle und geben Sie das restliche Olivenöl hinzu. Verrühren Sie alles miteinander.
7. Zum Schluss mit der frischen Petersilie garnieren.

Möhren-Rösti

Portionen: 10 Rösti | Zubereitungszeit: 20 Min
Schwierigkeitsgrad: leicht

Zutaten:

- 200 g festkochende Kartoffeln
- 3 EL Rapsöl
- 150 g Möhren
- 4 EL Dinkelmehl
- 1 Prise Muskatnusspulver
- 1 Eigelb
- weißer Pfeffer
- Meersalz
- 2 EL gehackte Kräuter

Zubereitung:

1. Für die Rösti zunächst einmal die Kartoffeln und die Möhren schälen und raspeln.
2. Vermengen Sie nun in einer Rührschüssel die Kartoffelraspeln mit dem Eigelb, dem Dinkelmehl, den Möhrenraspeln, den gehackten Kräutern sowie einer Prise Meersalz und dem weißen Pfeffer. Zum Schluss eine Prise Muskatnuss hinzugeben.
3. Formen Sie anschließend zehn Kugeln daraus und drücken Sie diese zu einem Taler platt.
4. Geben Sie nun das Rapsöl in eine Pfanne und backen Sie darin jeweils nacheinander die Rösti für 10 bis 15 Minuten aus. Wenden Sie die Puffer zwischendurch immer einmal.
5. Anschließend die Rösti anrichten und servieren.

Tipp:

Diese Möhren-Rösti sind nicht nur ein toller Snack für zwischendurch, sondern auch eine tolle Beilage zu einem frischen grünen Salat.

Fisch-Süßkartoffel-Taler

Portionen: 10 Stück | Zubereitungszeit: 20 Min
Schwierigkeitsgrad: leicht

Zutaten:

- 200 g grätenfreies Kabeljaufilet
- 150 g Semmelbrösel
- etwas Dinkelmehl
- 100 ml frische Vollmilch
- 1 frisches Ei, Größe M
- 3 Süßkartoffeln
- 1 Prise Salz

Zubereitung:

1. In einem ersten Schritt die Süßkartoffeln schälen und in Würfel schneiden. Geben Sie die Kartoffeln anschließend für 25 Minuten in Salzwasser.
2. Geben Sie die frische Milch in einen Topf und garen Sie darin den Fisch für 15 Minuten.
3. Die gegarten Süßkartoffeln abgießen und mit einer Gabel zerstampfen. Den Fisch ebenfalls nach der Garzeit pürieren. Dies können Sie zum Beispiel mit einem Pürierstab tun. Geben Sie den Fisch nun zu den Süßkartoffeln hinzu und vermischen Sie alles gründlich miteinander. Etwas Salz hinzugeben.
4. Nun das Ei in einer Schüssel verquirlen. Geben Sie etwas davon zu dem Fisch-Kartoffel-Stampf. Formen Sie hieraus einige kleine Taler. Die Taler nun nach und nach im übrig gebliebenen Ei und anschließend in den Semmelbröseln wenden.
5. Geben Sie die panierten Taler auf ein mit Backpapier belegtes Backblech und backen Sie sie für 15 Minuten bei 180 Grad. Anschließend herausnehmen und genießen.

Zucchini-Hühnchen-Pfanne

Portionen: 4 | Zubereitungszeit: 15 Min
Schwierigkeitsgrad: leicht

Zutaten:

- 1 gelbe Zucchini
- 4 EL Rapsöl
- 3 Hühnerkeulen
- 250 g Langkornreis
- 1 l Gemüsebrühe (siehe Basic-Rezept „Gemüsebrühe" in Mittagsgerichte)
- 1 Zwiebel

Zubereitung:

1. Zuerst die Brühe in einem Topf zum Kochen bringen. Geben Sie die Hühnerkeulen hinein und lassen Sie alles 30 Minuten gar werden. Danach aus der Brühe nehmen und das Fleisch vom Knochen lösen.
2. In der Zwischenzeit den Reis kochen.
3. Waschen Sie die Zucchini und schneiden Sie sie in Scheiben. Blanchieren Sie die Zucchinischeiben für 2 Minuten in etwas Wasser.
4. Die Zwiebel in der Zwischenzeit schälen und klein schneiden. In einer Pfanne mit etwas Öl erhitzen und andünsten. Anschließend den Reis abgießen und hinzugeben. Zum Schluss die Zucchini zum Reis geben, alles miteinander vermengen und das Fleisch zum Gemüsereis geben. Alles anrichten und servieren.

Frühlingssalat

Portionen: 8 | Zubereitungszeit: 15 Min
Schwierigkeitsgrad: leicht

Zutaten:

- 1 Bund gehacktes Basilikum
- 500 g Rigatoni
- 2 Knoblauchzehen
- 3 Möhren
- 4 Stangen grüner Spargel
- 3 EL Frischkäse
- 6 EL Olivenöl
- 1 EL Thymian

Zubereitung:

1. Beginnen Sie damit, die Nudeln nach Anleitung zu kochen. Anschließend das Wasser abgießen und in eine Salatschüssel geben.
2. Schälen Sie den Knoblauch und pressen Sie diesen aus. Geben Sie 5 EL Olivenöl zum Knoblauch und vermengen Sie alles miteinander. Das Basilikum hinzugeben und vermischen.
3. Den Frischkäse als Nächstes mit 1 EL Olivenöl vermengen und zu einem Dressing verrühren.
4. Schälen Sie die Möhren und den Spargel. Entfernen Sie die Enden vom Spargel. Die Möhren in Scheiben schneiden und im kochenden Wasser blanchieren. Den Spargel ebenfalls für 5-8 Minuten blanchieren.
5. Geben Sie den Spargel und die Möhren nun zu den Nudeln. Den Knoblauch hinzugeben und miteinander verrühren. Das Dressing über dem Salat verteilen und als Garnitur mit Thymian servieren.

Brokkoli-Joghurt-Muffins

Portionen: 12 Stück | Zubereitungszeit: 15 Min
Schwierigkeitsgrad: leicht

Zutaten:

- 225 g Dinkelmehl
- 50 ml frische Milch
- 350 g Naturjoghurt
- 200 g Brokkoli
- 50 ml Rapsöl
- 1 frisches Ei, Größe M

Zubereitung:

1. Beginnen Sie damit, den Brokkoli zu waschen und den Strunk zu entfernen. Anschließend in Röschen schneiden und für 8 Minuten in kochendem Wasser blanchieren, dann herausnehmen und pürieren.
2. Vermengen Sie nun den Joghurt mit der Milch, dem Öl, dem Mehl und dem Ei. Das Brokkoli-Püree hinzugeben und alles zu einem Teig verrühren.
3. Geben Sie den Teig in gefettete Muffin-Förmchen und backen Sie diese für 25 Minuten bei 200 Grad.
4. Zum Schluss die kleinen Küchlein herausnehmen und servieren.

Möhren-Sellerie-Nuggets

Portionen: 25 Stück | Zubereitungszeit: 30 Min
Schwierigkeitsgrad: leicht

Zutaten:

- 30 ml Olivenöl
- 100 g Möhren
- 1 kleine Knoblauchzehe
- 150 g Sellerie (Knollensellerie)
- 250 g Hähnchenbrustfilet
- 2 frische Eier, Größe M
- 80 g feine Haferflocken

Zubereitung:

1. Schneiden Sie als Erstes das Fleisch in Stücke. Anschließend in eine Schüssel geben.
2. Waschen Sie die Möhren und den Sellerie. Anschließend schälen und raspeln. Geben Sie das Gemüse nun zum Fleisch. Die Eier mit den Haferflocken und dem Olivenöl zum Fleisch geben und alles miteinander vermengen.
3. Nun den Knoblauch schälen und pressen. Geben Sie diesen nach und nach zu dem Teig hinzu und verkneten Sie alles zu einer geschmeidigen Masse.
4. Formen Sie aus dem Teig nun 25 Nuggets. Nehmen Sie hierfür mit feuchten Händen jeweils etwas Teig und formen Sie Nuggets, indem Sie die Hände oval zusammendrücken.
5. Die Nuggets nun auf ein mit Backpapier ausgelegtes Backblech legen und für 20 Minuten bei 175 Grad goldbraun backen.
6. Zum Schluss herausnehmen und genießen.

Gemüsecremesuppe

Portionen: 2 | Zubereitungszeit: 15 Min
Schwierigkeitsgrad: leicht

Zutaten:

- 1 ½ EL Olivenöl
- 250 g Brokkoli
- 40 ml Sahne
- 1 Zwiebel
- 350 g Kartoffeln
- 750 ml Gemüsebrühe (siehe Basic-Rezept „Gemüsebrühe" in Mittagsgerichte)

Zubereitung:

1. Beginnen Sie in einem ersten Schritt damit, die Gemüsebrühe zum Kochen zu bringen.
2. Schälen Sie die Kartoffeln und schneiden Sie sie klein. Den Brokkoli waschen, den Strunk entfernen und den Brokkoli in Röschen schneiden.
3. Schälen Sie die Zwiebeln und schneiden Sie sie in Würfel.
4. Erhitzen Sie in einer Pfanne etwas Olivenöl und dünsten Sie darin die Kartoffeln kurz an. Löschen Sie alles mit der Brühe ab und lassen Sie die Suppe für 15 Minuten köcheln.
5. Geben sie den Brokkoli in die Pfanne, lassen Sie ihn weitere 5 Minuten köcheln und würzen Sie anschließend mit etwas Salz. Alles in einen Mixer geben und die Suppe fein pürieren.
6. Zum Schluss die Suppe auf Tellern anrichten und servieren.

Balance-Suppe

Portionen: 2 | Zubereitungszeit: 15 Min
Schwierigkeitsgrad: leicht

Zutaten:

- 650 g Möhren
- 250 g Pastinaken
- 1,5 l Gemüsebrühe (siehe Basic-Rezept „Gemüsebrühe“ in Mittagsgerichte)
- 1 Bund frisches Basilikum
- 2 TL Rapsöl
- 1 Prise Salz

Zubereitung:

1. Beginnen Sie zuerst damit, die Möhren und die Pastinaken zu waschen. Anschließend schälen und klein schneiden.
2. Erhitzen Sie in einem Topf die Gemüsebrühe und geben Sie 1 TL Rapsöl hinzu. Geben Sie nun die Pastinaken und die Möhren hinein und lassen Sie diese 45 Minuten lang köcheln. Etwas Salz hinzugeben. Das Basilikum hacken.
3. Füllen Sie die Suppe nun in Schälchen und geben Sie das gehackte Basilikum darüber.

Minze-Buttermilch-Suppe

Portionen: 4 | Zubereitungszeit: 15 Min
Schwierigkeitsgrad: leicht

Zutaten:

- 250 g Naturjoghurt (1,5 %)
- 2 Salatgurken
- 200 ml reine Buttermilch
- 6 Pfefferminzzweige
- 2 Frühlingszwiebeln
- etwas Salz und weißen Pfeffer

Zubereitung:

1. Widmen Sie sich zuerst den Gurken. Waschen Sie diese und schneiden Sie Würfel. Die Pfefferminzzweige ebenfalls waschen und klein hacken. Legen Sie hiervon 1 EL zum Garnieren zur Seite.
2. Die Frühlingszwiebeln waschen und klein schneiden. Geben Sie nun die Gurken zusammen mit den Zwiebeln in einen Mixer. Den Naturjoghurt und die Buttermilch hinzugeben und alles cremig pürieren. Würzen Sie mit etwas Salz und Pfeffer.
3. Die Suppe nun auf Schälchen verteilen und mit der Minze garnieren. Guten Appetit.

Kartoffelcremesuppe

Portionen: 4 | Zubereitungszeit: 15 Min
Schwierigkeitsgrad: leicht

Zutaten:

- 100 ml frische Sahne
- 2 Kartoffeln
- Salz, weißer Pfeffer
- 750 ml Gemüsebrühe (siehe Basic-Rezept „Gemüsebrühe" in Mittagsgerichte)
- 2 EL Olivenöl
- 2 TL Kurkumapulver

Zubereitung:

1. Zuerst die Kartoffeln waschen und klein schneiden.
2. Erhitzen Sie in einem Topf das Olivenöl und dünsten Sie die Kartoffeln darin an. Die Brühe hinzugeben und 15 Minuten köcheln lassen. Rühren Sie nun das Kurkumapulver unter.
3. Nehmen Sie die Suppe von der Kochstelle und pürieren Sie diese cremig. Die Sahne untermischen und mit etwas Pfeffer und Salz würzen.
4. Richten Sie alles auf Tellern an und genießen Sie Ihr leckeres Abendgericht.

Leichte Hühnersuppe für den Abend

Portionen: 4 | Zubereitungszeit:20 Min
Schwierigkeitsgrad: leicht

Zutaten:

- 2 EL gehackte Petersilie
- 150 g Möhren
- 2 EL Olivenöl
- 80 g Lauch
- 1,5 l Gemüsebrühe (siehe Basic-Rezept „Gemüsebrühe" in Mittagsgerichte)
- 130 g Vollkornreis
- 400 g Hühnchenbrustfilet (frisch)
- 150 g Pastinaken
- weißer Pfeffer, Salz

Zubereitung:

1. In einem ersten Schritt das Fleisch abwaschen und klein schneiden.
2. Schälen und waschen Sie das Gemüse und schneiden Sie alles anschließend in Scheiben.
3. Erhitzen Sie nun in einem großen Topf das Olivenöl und dünsten Sie das Gemüse für 4 Minuten darin an.
4. Mit der Gemüsebrühe ablöschen. Den Vollkornreis untermischen und die Suppe aufkochen lassen. Geben Sie nun das Fleisch hinzu und lassen Sie alles zugedeckt für 20 Minuten köcheln.
5. Die Suppe zum Schluss mit etwas Pfeffer und Salz abschmecken. Als Highlight etwas Petersilie darüber streuen und servieren.

Brokkoli-Süßkartoffel-Suppe

Portionen: 4 | Zubereitungszeit: 15 Min
Schwierigkeitsgrad: leicht

Zutaten:

- 1 EL Olivenöl
- 1 Brokkoli
- 1 l Gemüsebrühe (siehe Basic-Rezept „Gemüsebrühe“ in Mittagsgerichte)
- 3 Süßkartoffeln
- etwas Salz und weißen Pfeffer
- 1 TL Rohrzucker
- 150 ml Sahne

Zubereitung:

1. Für die Suppe als Erstes den Brokkoli waschen und in Röschen schneiden. Die Kartoffeln waschen, schälen und ebenfalls klein schneiden.
2. Geben Sie nun in einen Topf das Olivenöl und dünsten Sie darin den Brokkoli und die Süßkartoffeln an. Den Zucker hineingeben und etwas karamellisieren lassen.
3. Würzen Sie das Gemüse mit Pfeffer und Salz.
4. Gießen Sie nun die Brühe hinzu und lassen Sie alles zugedeckt 15 Minuten bei mittlerer Hitzezufuhr köcheln.
5. Den Topf von der Kochstelle nehmen und die Suppe pürieren. Geben Sie die Sahne hinzu und rühren Sie alles cremig. Nochmals kurz aufkochen lassen, dann auf Tellern anrichten und servieren.

Kürbissuppe mit Asia-Note

Portionen: 4 | Zubereitungszeit: 20 Min
Schwierigkeitsgrad: leicht

Zutaten:

- 100 g geröstete Kürbiskerne
- 600 g Hokkaidokürbis
- Salz, weißer Pfeffer
- 400 ml Kokosmilch
- 1 Ingwerstück, 1 cm
- 1 Zwiebel
- 600 ml Gemüsebrühe (siehe Basic-Rezept „Gemüsebrühe" in Mittagsgerichte)
- 200 g Karotten
- 2 EL Olivenöl

Zubereitung:

1. Beginnen Sie damit, den Kürbis zu halbieren und die Kerne zu entfernen. Das Fruchtfleisch herauslösen und klein schneiden. Waschen Sie den Kürbis gründlich ab.
2. Die Karotten schälen, waschen und klein schneiden. Die Zwiebel ebenfalls schälen und klein schneiden. Den Ingwer schälen und reiben.
3. Erhitzen Sie das Olivenöl in einem Topf und dünsten Sie darin die Zwiebel an. Die Karotten, den Kürbis und den Ingwer hinzugeben und andünsten. Löschen Sie alles mit der Gemüsebrühe ab und lassen Sie die Suppe 20 Minuten köcheln.
4. Als Nächstes die Suppe von der Kochstelle nehmen und pürieren. Würzen Sie noch mit etwas Pfeffer und Salz und richten Sie die Suppe auf Tellern an.
5. Die Kürbiskerne als Highlight über die Suppe streuen und genießen.

Kokos-Blumenkohl-Suppe

Portionen: 2 | Zubereitungszeit: 15 Min
Schwierigkeitsgrad: leicht

Zutaten:

- 200 ml Kokosmilch
- 600 ml Gemüsebrühe (siehe Basic-Rezept „Gemüsebrühe" in Mittagsgerichte)
- 1 Chinakohl
- 1 Blumenkohl

Zubereitung:

1. Als Erstes den Blumenkohl waschen und in Röschen schneiden. Den Chinakohl ebenfalls waschen und klein schneiden.
2. Erhitzen Sie in einem Topf die Gemüsebrühe. Geben Sie den Blumenkohl und den Chinakohl hinein und lassen Sie alles für 15-20 Minuten köcheln.
3. Die Suppe von der Kochstelle nehmen und pürieren. Anschließend die Kokosmilch hinzugeben und nochmals kurz aufkochen lassen.
4. Auf Tellern anrichten und servieren.

Frühlings-Risotto

Portionen: 2 | Zubereitungszeit: 20 Min
Schwierigkeitsgrad: leicht

Zutaten:

- 500 ml Gemüsebrühe (siehe Basic-Rezept „Gemüsebrühe“ in Mittagsgerichte)
- 400 g Vollkorn-Risotto-Reis
- 250 g Zucchini
- 100 g Möhren
- 150 g grüner Spargel
- etwas Salz und weißen Pfeffer
- 5 EL Olivenöl

Zubereitung:

1. Zuerst 2 EL Olivenöl in einem Topf erhitzen. Den Reis hineingeben und glasig andünsten lassen.
2. Gießen Sie nun nach und nach die Gemüsebrühe hinzu. Warten Sie immer so lange, bis der Reis die Flüssigkeit aufgesogen hat.
3. Sie können währenddessen den Spargel waschen und schälen und die Enden entfernen. Die Zucchini und die Möhren waschen und zusammen mit dem Spargel klein schneiden.
4. Geben Sie das übrige Olivenöl in eine Pfanne und dünsten Sie darin den Spargel an. Die Zucchini und die Möhren hinzugeben und alles gar werden lassen.
5. Das Gemüse nun zu dem Risotto geben, alles mit Pfeffer und Salz würzen und servieren.

Frischkäse-Hackfleisch-Pfanne

Portionen: 2 | Zubereitungszeit: 20 Min
Schwierigkeitsgrad: leicht

Zutaten:

- 200 g Frischkäse
- 250 g Vollkorn-Penne
- 350 g frisches Rinderhackfleisch
- 1 Lauch
- Salz, weißer Pfeffer
- 2 EL gehackter Thymian
- etwas Olivenöl zum Braten

Zubereitung:

1. Kochen Sie zuerst die Nudeln nach Anleitung gar.
2. Den Lauch waschen und klein schneiden.
3. In einer Pfanne das Olivenöl erhitzen und das Hackfleisch darin anbraten. Mit Pfeffer und etwas Salz würzen.
4. Geben Sie den Lauch hinzu und dünsten Sie nochmals alles an.
5. Vom Nudelwasser 3 EL abschöpfen und zur Hackpfanne geben. Den Frischkäse untermischen und alles gut vermengen.
6. Den gehackten Thymian in die Pfanne geben. Alles verrühren, auf Tellern anrichten und servieren.

Tipp:

Das Hackfleisch sollte frisch sein. Fragen Sie gerne beim Metzger nach, achten Sie darauf, die Kühlkette nicht zu unterbrechen, und verarbeiten Sie es möglichst sofort.

Zucchini-Nudeln in Rahmsauce

Portionen: 4 | Zubereitungszeit: 15 Min
Schwierigkeitsgrad: leicht

Zutaten:

- 400 g Vollkorn-Fusilli
- 200 ml Sahne
- 250 g Zucchini
- 1 EL Olivenöl
- Salz

Zubereitung:

1. Waschen Sie zuerst die Zucchini und schneiden Sie sie in Scheiben.
2. Das Olivenöl in einem Topf erhitzen, die Zucchini hineingeben und andünsten lassen. Geben Sie 200 ml Wasser und die Sahne hinzu und lassen Sie alles 8 Minuten zugedeckt köcheln.
3. Die Nudeln in der Zwischenzeit nach Anleitung kochen, abgießen und kurz zur Seite stellen.
4. Geben Sie die Nudeln in eine Schüssel, nachdem die Zucchini fertig gegart sind. Die Zucchini zusammen mit der Rahmsauce hinzugeben, alles vermengen und mit Salz würzen. Guten Appetit.

Leichtes Lachsfilet mit Süßkartoffelauflauf

Portionen: 2 | Zubereitungszeit: 25 Min
Schwierigkeitsgrad: leicht

Zutaten:

- 2 Lachsfilets ohne Haut
- 3 Süßkartoffeln
- 100 ml frische Milch
- 200 ml Sahne
- 100 g geriebener junger Gouda
- ½ TL Salz
- etwas weißen Pfeffer
- Olivenöl zum Braten
- 2 EL gehackte Schnittlauchröllchen

Zubereitung:

1. Schälen Sie zuerst die Süßkartoffeln, waschen Sie diese und raspeln Sie sie anschließend in feine Stifte. Die Zucchini waschen und ebenfalls raspeln. Geben Sie die Zucchini und die Süßkartoffeln abwechselnd in eine gefettete Auflaufform.
2. Erhitzen Sie in einem Topf die Milch und die Sahne und bringen Sie beides zum Kochen. Etwas Salz und Pfeffer hinzugeben und 2 Minuten köcheln lassen. Geben Sie die Sauce nun in die Auflaufform zu den Kartoffeln. Den jungen geriebenen Gouda darüber streuen und für 45 Minuten bei 180 Grad im Ofen backen.
3. Erhitzen Sie in einer Pfanne jetzt das Olivenöl und braten Sie die Lachsfilets von beiden Seiten für 4 Minuten an.
4. Den Auflauf aus dem Ofen nehmen und auf einem Teller anrichten. Den Lachs daneben garnieren. Den frischen Schnittlauch darüberlegen und servieren.

Blitzrezepte

Herbstliche Kürbisbratlinge

Portionen: 12 Taler | Zubereitungszeit: 10 Min
Schwierigkeitsgrad: leicht

Zutaten:

- 1 TL Backpulver
- 250 g gegarter Kürbis
- 50 g Butter
- 200 g Frischkäse
- 100 g Maismehl
- 120 g Haferflocken

Zubereitung:

1. Schälen Sie den Kürbis, entfernen Sie die Kerne und schneiden Sie das Fruchtfleisch in Würfelchen. Geben Sie diese dann in kochendes Wasser und garen Sie alles 20 Minuten lang schön weich. Anschließend abgießen und abtropfen lassen.
2. Zerdrücken Sie die Kürbiswürfel mithilfe einer Gabel.
3. Geben Sie nun die Butter, den Frischkäse, das Maismehl, die Haferflocken und das Backpulver zum Kürbis hinzu und vermengen Sie alles gründlich.
4. Formen Sie nun aus dem Teig kleine Taler und legen Sie sie auf ein mit Backpapier ausgelegtes Backblech.
5. Die Taler nun bei 175 Grad für 20 Minuten backen. Herausnehmen, auskühlen lassen und servieren.

Sommer-Suppe

Portionen: 4 | Zubereitungszeit: 10 Min
Schwierigkeitsgrad: leicht

Zutaten:

- 1 TL Kurkuma
- 1 Zwiebel
- 200 ml Kokosmilch
- 400 g Zucchini
- 400 g Brokkoli
- 3 EL Rapsöl
- Salz
- 1 l Gemüsebrühe (siehe Basic-Rezept „Gemüsebrühe" in Mittagsgerichte)

Zubereitung:

1. Beginnen Sie damit, die Zwiebel zu schälen und in Würfel zu schneiden.
2. In einem Topf das Rapsöl erhitzen und die Zwiebel darin andünsten.
3. Waschen Sie die Zucchini und den Brokkoli. Schneiden Sie beides klein und geben Sie es in den Topf zu den Zwiebeln.
4. Löschen Sie mit der Kokosmilch und der Gemüsebrühe ab und lassen Sie die Suppe für 15-20 Minuten köcheln. Salz und Kurkuma hinzugeben und die Suppe pürieren.
5. Richten Sie alles auf Tellern an und servieren Sie Ihr Blitzgericht.

Herbstliche Suppe

Portionen: 4 | Zubereitungszeit: 15 Min
Schwierigkeitsgrad: leicht

Zutaten:

- 400 g Äpfel
- 700 ml Gemüsebrühe (siehe Basic-Rezept „Gemüsebrühe" in Mittagsgerichte)
- 800 g Hokkaidokürbis
- 200 g Möhren
- 1 Knoblauchzehe
- 200 ml Kokosmilch
- 200 ml Sahne
- 3 EL Rapsöl
- etwas Salz

Zubereitung:

1. Waschen Sie den Kürbis, schneiden Sie ihn klein und holen Sie das Fruchtfleisch heraus. Das Fruchtfleisch klein schneiden.
2. Schälen Sie den Knoblauch und hacken Sie ihn klein. Die Äpfel schälen und in Würfel schneiden.
3. Erhitzen Sie in einem Topf das Öl und dünsten Sie darin den Kürbis und den Knoblauch an. Die Möhren waschen, schälen, klein schneiden und zum Kürbis geben. Alles 3 Minuten andünsten.
4. Löschen Sie die Suppe nun mit der Brühe, der Sahne und der Kokosmilch ab. Den Apfel hinzugeben und alles zugedeckt 15 Minuten köcheln lassen.
5. Die Suppe anschließend mit Salz würzen, vom Herd nehmen und pürieren.

Kartoffel-Sellerie-Suppe

Portionen: 4 | Zubereitungszeit: 10 Min
Schwierigkeitsgrad: leicht

Zutaten:

- 3 EL Olivenöl
- 2 Zwiebeln
- 750 ml Gemüsebrühe (siehe Basic-Rezept „Gemüsebrühe" in Mittagsgerichte)
- 3 Kartoffeln
- 100 ml Sahne
- weißer Pfeffer, Salz
- 3 EL gehackte Petersilie
- 200 g Knollensellerie

Zubereitung:

1. In einem ersten Schritt die Zwiebeln schälen und klein hacken. Die Kartoffeln und den Sellerie ebenfalls schälen. Reiben Sie die Kartoffeln und schneiden Sie den Sellerie in Stücke.
2. Erhitzen Sie in einem Topf 3 EL Olivenöl und dünsten Sie darin die Zwiebeln an. Geben Sie noch den Sellerie hinzu und lassen Sie alles kurz andünsten.
3. Geben Sie nun die Kartoffelraspeln hinzu und gießen Sie die Suppe mit der Brühe auf. Alles für 20 Minuten zugedeckt köcheln lassen.
4. Die Suppe von der Kochstelle nehmen und mit einem Pürierstab fein pürieren. Die Sahne hinzugeben, etwas salzen und pfeffern und nochmals kurz aufkochen lassen.
5. Richten Sie die Suppe nun auf Schälchen an und geben Sie die gehackte Petersilie als Garnitur darüber.

Cremige Karotten-Kokos-Suppe

Portionen: 6 | Zubereitungszeit: 10 Min
Schwierigkeitsgrad: leicht

Zutaten:

- 2 EL Olivenöl
- 700 ml Gemüsebrühe (siehe Basic-Rezept „Gemüsebrühe“ in Mittagsgerichte)
- 5 Karotten
- 400 g Kokosmilch (1 Dose)
- frisch gehackter Thymian
- Salz, weißer Pfeffer

Zubereitung:

1. Für diese cremige Suppe sollten Sie zuerst die Karotten schälen und klein schneiden.
2. Erhitzen Sie in einem Topf das Olivenöl und dünsten Sie die Möhren darin an. Löschen Sie nun alles mit der Brühe ab und lassen Sie die Suppe 15 Minuten bei geringer Hitzezufuhr köcheln.
3. Den Topf anschließend von der Kochstelle nehmen und die Suppe cremig pürieren. Geben Sie die Kokosmilch hinzu und lassen Sie alles nochmals 4 Minuten aufkochen.
4. Würzen Sie nun mit etwas Pfeffer und Salz und geben Sie den gehackten Thymian als Garnitur darüber.
5. Guten Appetit!

Quinoapfanne mit orientalischer Note

Portionen: 2 | Zubereitungszeit: 15 Min
Schwierigkeitsgrad: leicht

Zutaten:

- 320 ml Gemüsebrühe (siehe Basic-Rezept „Gemüsebrühe“ in Mittagsgerichte)
- 100 g Ziegenfrischkäse
- 80 g Hirse
- ½ Bund gehackte Petersilie
- 1 Zwiebel
- 1 Lauch
- ½ TL Kurkuma
- 2 EL Olivenöl
- ½ TL Ceylon-Zimt
- 1 Karotte
- 1 rote Paprika
- Salz, weißer Pfeffer

Zubereitung:

1. Erhitzen Sie in einem ersten Schritt die Gemüsebrühe. Geben Sie die Hirse hinzu und lassen Sie alles 15 Minuten köcheln.
2. Währenddessen die Zwiebel schälen und in Würfel schneiden. Den Lauch waschen und ebenfalls klein schneiden. Paprika und Karotte waschen, die Paprika entkernen und beides klein schneiden.
3. Erhitzen Sie in einem Topf das Olivenöl und dünsten Sie darin Paprika, Zwiebel, Karotte und Lauch an. Geben Sie die Hirse hinzu und lassen Sie alles 5 Minuten köcheln.
4. Würzen Sie die Pfanne nun mit Salz, weißem Pfeffer, Kurkuma und Zimt. Den Ziegenfrischkäse darüber geben, alles gut miteinander vermengen und mit der gehackten Petersilie garnieren.

Tipp: *Falls Sie Paprika schlecht vertragen, können Sie alternativ 1 Zucchini verwenden.*

Express-Spargelsalat

Portionen: 2 | Zubereitungszeit: 15 Min
Schwierigkeitsgrad: leicht

Zutaten:

Für den Salat:

- 125 g Mozzarella (mini)
- 500 g grüner Spargel
- 200 g weißer Spargel
- 2 EL Olivenöl

Für das Pesto:

- 1 TL Salz
- 100 g Bärlauch
- 150 ml Olivenöl
- 20 g Ziegenfrischkäse

Zubereitung:

1. Für den Salat zuerst den Spargel waschen und die Enden entfernen. Eine Pfanne mit Olivenöl erhitzen und den Spargel 5 Minuten andünsten.
2. Für das Pesto nun den Bärlauch waschen und klein schneiden. Den Frischkäse, das Olivenöl und das Salz hinzugeben und alles in einem Rührbecher pürieren.
3. Richten Sie den Salat auf Tellern an. Geben Sie die Mozzarella-Bällchen hinzu und verteilen Sie je 4 TL Pesto darauf. Den Rest können Sie in einem verschlossenen Glas im Kühlschrank aufbewahren.

Mediterrane Gurkenröllchen

Portionen: 10 Stück | Zubereitungszeit: 15 Min
Schwierigkeitsgrad: leicht

Zutaten:

- weißer Pfeffer, Salz
- 1 Gurke
- 175 g Frischkäse
- 1 Handvoll Rucola
- 1 EL gehackte Petersilie
- 1 EL gehackter Schnittlauch

Zubereitung:

1. In einem ersten Schritt die Gurke waschen und die Enden entfernen. Schneiden Sie nun mit einem Hobel die Zucchini in feine Streifen.
2. Geben Sie den Rucola in eine Rührschüssel. Den Frischkäse und die gehackten Kräuter hinzugeben und alles zu einer Creme pürieren.
3. Geben Sie nun 2 EL der Creme auf die Gurkenstreifen und rollen Sie diese ein. Sie können die Röllchen nun mit einem Spieß fixieren.

Avocado-Joghurt-Salat

Portionen: 2 | Zubereitungszeit: 15 Min
Schwierigkeitsgrad: leicht

Zutaten:

- weißer Pfeffer, Salz
- 60 g Quinoa
- 160 g Naturjoghurt
- 200 ml Gemüsebrühe (siehe Basic-Rezept „Gemüsebrühe" in Mittagsgerichte)
- ½ Zwiebel
- 2 Minzstiele
- 2 EL Olivenöl
- ½ Bund gehackte Petersilie
- ½ Gurke
- 1 Avocado

Zubereitung:

1. Geben Sie die Quinoas zuerst in ein Sieb und brausen Sie sie ab.
2. Erhitzen Sie in einem Topf die Gemüsebrühe und kochen Sie die Quinoas 10 Minuten bei geringer Hitze.
3. Währenddessen die Zwiebel schälen und klein schneiden. In einer Pfanne 1 EL Olivenöl erhitzen und die Zwiebel darin andünsten.
4. Die Gurke waschen und klein schneiden. Die Avocado halbieren, den Kern entfernen und das Fruchtfleisch klein schneiden.
5. Die Quinoas als Nächstes abgießen und zusammen mit der Avocado, der Gurke und der Zwiebel in eine Schüssel geben. Die gehackte Petersilie hinzugeben und alles vermischen.
6. Geben Sie nun das übrige Olivenöl zu dem Salat hinzu und vermischen Sie alles gründlich.
7. Für den Dip die Minze waschen und klein hacken. Den Joghurt mit der Minze in einer Schüssel verrühren und mit etwas Salz und Pfeffer würzen.
8. Den Salat auf Tellern anrichten und mit dem Dip servieren.

Sweet Toast

Portionen: 2 | Zubereitungszeit: 10 Min
Schwierigkeitsgrad: leicht

Zutaten:

- 50 g Heidelbeeren
- 2 Süßkartoffeln
- 1 Feige
- 4 EL Mandelmus

Zubereitung:

1. Zuerst die Süßkartoffeln waschen und in Scheiben schneiden. Anschließend zweimal in den Toaster geben und toasten.
2. Die Feige und die Heidelbeeren waschen. Schneiden Sie die Feige klein.
3. Geben Sie auf die Süßkartoffel-Toasts nun je 1 EL Mandelmus und legen Sie die Früchte darauf.
4. Alles anrichten und servieren.

Gebackener Spargel

Portionen: 2 | Zubereitungszeit: 10 Min
Schwierigkeitsgrad: leicht

Zutaten:

Für das Pesto:

- 100 ml Olivenöl
- 50 g gehackte Petersilie
- 2 EL geriebener Mozzarella
- weißer Pfeffer, Salz

Für den Spargel:

- 500 g grüner Spargel
- 4 EL Olivenöl
- Salz, weißer Pfeffer

Zubereitung:

1. Waschen Sie zuerst den Spargel und entfernen Sie die Enden.
2. In eine Auflaufform 2 EL Olivenöl geben und den Spargel hineingeben. Das übrige Olivenöl über den Spargel träufeln und mit etwas Pfeffer und Salz würzen. Im Ofen bei 175 Grad 15 Minuten backen.
3. In der Zwischenzeit die Petersilie mit dem Mozzarella in einen Multi-Zerkleinerer geben. Das Olivenöl darüber geben und mit Pfeffer und Salz würzen.
4. Den Spargel aus dem Ofen nehmen, das Pesto darüber geben und gemeinsam servieren.

Gebackene Kartoffeln

Portionen: 2 | Zubereitungszeit: 10 Min
Schwierigkeitsgrad: leicht

Zutaten:

- 1 Knoblauchzehe
- 4 festkochende Kartoffeln
- 60 g geriebener junger Gouda
- 4 EL Olivenöl
- weißer Pfeffer, Salz
- 1 Zwiebel
- 1 Mangold-Staude

Zubereitung:

1. In einem ersten Schritt die Kartoffeln waschen und halbieren. Geben Sie in eine Rührschüssel etwas Pfeffer und Salz und 3 EL Olivenöl. Wenden Sie die Kartoffelhälften darin und legen Sie sie auf ein mit Backpapier ausgelegtes Backblech. Bei 200 Grad für 45 Minuten backen.
2. Schälen Sie den Knoblauch und die Zwiebel und schneiden Sie beides klein. Waschen Sie den Mangold und schneiden Sie ihn klein.
3. Das übrige Öl in einer Pfanne erhitzen und den Knoblauch und die Zwiebel darin andünsten. Den Mangold hinzugeben und alles mit Pfeffer und Salz würzen. Für weitere 5 Minuten andünsten lassen.
4. Nehmen Sie nach 40 Minuten die Kartoffeln aus dem Ofen und geben Sie das Mangold-Zwiebel-Gemüse darüber. Mit dem geriebenen jungen Gouda bestreuen und die restlichen 5 Minuten backen.
5. Zum Schluss alles aus dem Ofen nehmen und servieren.

Tipp:

Achten Sie darauf, dass Sie nur jungen Gouda oder alternativ Mozzarella verwenden. Gereifte Käsesorten sind bei einer Histaminintoleranz nicht geeignet.

Farbenfrohes Risotto

Portionen: 2 | Zubereitungszeit: 15 Min
Schwierigkeitsgrad: leicht

Zutaten:

- 2 EL geriebener Mozzarella
- 200 g Rote Bete
- weißer Pfeffer, Salz
- 1 Zwiebel
- 1 Rosmarinzweig
- 2 EL Olivenöl
- 350 ml Gemüsebrühe (siehe Basic-Rezept „Gemüsebrühe“ in Mittagsgerichte)
- 150 g Vollkornreis

Zubereitung:

1. Schälen Sie zuerst die Rote Bete und schneiden Sie sie klein. Tragen Sie hierfür Einweghandschuhe, da die Rote Bete abfärbt.
2. Die Zwiebel schälen und ebenfalls klein schneiden.
3. Erhitzen Sie das Olivenöl in einem Topf und dünsten Sie darin die Rote Bete und die Zwiebel an. Den Reis hinzugeben und ebenfalls andünsten.
4. Löschen Sie nun alles mit der Gemüsebrühe ab. Gießen Sie hierfür nach und nach die Flüssigkeit hinzu und warten Sie immer solange, bis der Reis diese aufgesogen hat. Alles für 30 Minuten köcheln lassen.
5. Waschen Sie den Rosmarin und hacken Sie ihn klein.
6. Mischen Sie den Mozzarella unter das Risotto und würzen Sie alles mit Pfeffer und Salz. Den Rosmarin darüber geben, alles auf Tellern anrichten und servieren.

Vitamin-Boost-Drink

Portionen: 2 | Zubereitungszeit: 10 Min
Schwierigkeitsgrad: leicht

Zutaten:

- 50 g Kirschen
- 8 Eiswürfel
- 50 g schwarze Johannisbeeren
- 150 g Heidelbeeren
- 2 Pfefferminzstangen
- 100 ml Buttermilch
- 5 EL Wasser

Zubereitung:

1. Waschen Sie in einem ersten Schritt die Heidelbeeren und die Johannisbeeren. Entfernen Sie den Strunk der Johannisbeeren und geben Sie sie zusammen mit den Heidelbeeren in eine Küchenmaschine. Waschen Sie die Kirschen und entsteinen Sie sie. Ebenfalls zu den Heidelbeeren geben.
2. Waschen Sie die Pfefferminze, schütteln Sie diese trocken und zupfen Sie die Blättchen ab. Legen Sie einige Blätter für die spätere Verzierung zur Seite und geben Sie die anderen Minzeblätter zu den Früchten in den Standmixer.
3. Nun noch das Wasser und die Buttermilch hinzugeben und alles kräftig durchpürieren.
4. Geben Sie die Eiswürfel in die Gläser, gießen Sie den Smoothie darüber und garnieren Sie mit den beiseitegestellten Pfefferminzblättchen.

Italienischer Salat

Portionen: 2 | Zubereitungszeit: 15 Min
Schwierigkeitsgrad: leicht

Zutaten:

- 150 g Zucchini
- 1 EL Butter
- 150 g Karotten
- ½ Knoblauchzehe
- 1 EL Kürbiskerne
- ½ Bund Basilikum
- 2 EL Apfelessig
- weißer Pfeffer, Salz, etwas Zucker
- 1 EL Olivenöl

Zubereitung:

1. Waschen Sie zuerst die Zucchini gründlich ab. Anschließend in einen Topf mit etwas gesalzenem Wasser geben, aufkochen und 2 Minuten blanchieren.
2. Schälen Sie die Karotten und schneiden Sie sie in Scheiben.
3. Erhitzen Sie in einer Pfanne die Butter und dünsten Sie die Karotten darin 5 Minuten an.
4. Die Kürbiskerne in einer separaten Pfanne ohne Zugabe von Fett rösten.
5. Waschen Sie die Basilikumblätter und lassen Sie sie kurz abtropfen.
6. Widmen Sie sich nun dem Dressing. Schälen Sie hierfür den Knoblauch und hacken Sie ihn klein. Den Essig mit dem Olivenöl vermengen und mit Pfeffer und Salz würzen. Geben Sie noch etwas Zucker hinzu, damit das Dressing nicht zu säuerlich ist.
7. Geben Sie nun die Zucchini zusammen mit den Karotten, den Kürbiskernen und dem Basilikum in Salatschälchen. Das Dressing darüber verteilen, alles vermengen und servieren.

Veggie Küchlein

Portionen: 2 | Zubereitungszeit: 10 Min
Schwierigkeitsgrad: leicht

Zutaten:

- 120 g geriebener Mozzarella
- 350 g Zucchini
- 140 g zarte Haferflocken
- 100 g Magerquark
- 2 frische Eier, Größe M
- etwas Salz und weißen Pfeffer

Zubereitung:

1. Waschen Sie die Zucchini. Anschließend schälen und klein schneiden und danach mit der Küchenmaschine klein hacken.
2. Geben Sie die Haferflocken in eine Schüssel und mengen Sie die Zucchini unter. Den Quark und den Mozzarella dazugeben und alles verrühren.
3. Verquirlen Sie die frischen Eier und mischen Sie sie unter die Zucchini-Mischung. Würzen Sie alles mit Pfeffer und Salz.
4. Legen Sie ein Backblech mit Backpapier aus. Formen Sie aus dem Teig nun 20 kleine Küchlein und legen Sie diese anschließend auf das Backblech.
5. Backen Sie die Mini-Frikadellen bei 200 Grad für 20 Minuten. Nach der Backzeit einmal wenden und nochmals 10 Minuten backen.
6. Nehmen Sie die Mini-Snack-Frikadellen aus dem Ofen und servieren Sie Ihren leckeren Snack. Sie können diesen warm oder kalt verzehren.

Summer-Exotic-Juice

Portionen: 2 | Zubereitungszeit: 10 Min
Schwierigkeitsgrad: leicht

Zutaten:

- 6 Eiswürfel
- 1 EL Flohsamenschalen
- 200 g Wassermelone
- 180 g Cantaloupe-Melone (Zuckermelone)
- ½ Apfel
- 100 ml Kefir

Zubereitung:

1. Entfernen Sie in einem ersten Schritt die Kerne der Melone. Die Schale entfernen und das Fruchtfleisch klein schneiden.
2. Den Apfel ebenfalls schälen. Entfernen Sie hier unbedingt das Kerngehäuse und schneiden Sie ihn anschließend in Stücke.
3. Geben Sie nun die Melone, den Apfel, die Flohsamenschalen und den Kefir in einen Hochleistungs-Multi-Zerkleinerer. Die Eiswürfel hinzugeben und alles pürieren.
4. Füllen Sie die Drinks in Gläser und genießen Sie Ihren erfrischenden Smoothie.

Frittata nach sizilianischer Art

Portionen: 2 | Zubereitungszeit: 15 Min
Schwierigkeitsgrad: leicht

Zutaten:

- 250 g Brokkoli
- 4 frische Bio-Eier
- 50 ml frische Milch
- etwas frisch gehacktes Basilikum
- 1 Karotte oder Paprika
- 1 Prise Meersalz, weißer Pfeffer
- 1 Zwiebel
- 2 EL Olivenöl
- 100 g körniger Frischkäse
- 200 g Lauch

Zubereitung:

1. Den Lauch und den Brokkoli waschen und klein schneiden. Die Karotte ebenfalls waschen und klein schneiden. Auch die Küchenzwiebel schälen und klein hacken.
2. Erhitzen Sie nun in einer Pfanne das Olivenöl und braten Sie darin die Zwiebel glasig an. Nun den Brokkoli, den Lauch und die Karotten hinzugeben und mit geschlossenem Deckel 3 Minuten garen.
3. Verquirlen Sie die Eier in einer Küchenschüssel mit der Frischmilch und würzen Sie nach Belieben mit Pfeffer und Meersalz. Rühren Sie nun den körnigen Frischkäse und das fein gehackte Basilikum unter. Gießen Sie diese Ei-Mischung nun in die Pfanne, sodass das Gemüse davon bedeckt wird.
4. Bei niedriger Hitzezufuhr und zugedeckt 12-15 Minuten stocken lassen.
5. Die Frittata kann sowohl warm als auch kalt genossen werden, gerne auch mit einem frischen Blattsalat als Beilage.

Penne mit leckerer Forelle

Portionen: 4 | Zubereitungszeit: 20 Min
Schwierigkeitsgrad: leicht

Zutaten:

Für die Nudeln:

- 300 g Zucchini
- 350 g Vollkorn-Penne
- 1 Avocado
- 1 Knoblauchzehe
- 2 EL Butter
- 5 EL Olivenöl
- Salz

Für die Forelle:

- Salz
- ½ Bund Frühlingszwiebeln
- 2 TK-Forellen
- 2 EL Kokosflocken
- 6 EL Rapsöl
- weißer Pfeffer
- ½ Bund gehackte Petersilie (hiervon 2 EL für die Marinade)

Zubereitung:

1. Beginnen Sie mit den Zutaten für die Forelle. Waschen Sie die Frühlingszwiebeln und schneiden Sie diese klein. Die Petersilie waschen, klein hacken und zusammen mit dem Rapsöl, etwas Salz und Pfeffer vermengen. Über die Frühlingszwiebeln geben und zugedeckt für 5 Minuten im Kühlschrank ziehen lassen.
2. Kochen Sie die Nudeln nach Anleitung. Anschließend abgießen, dabei 5 EL Kochwasser auffangen und zur Seite stellen. Die Kokosflocken in der Pfanne ohne Fettzugabe anrösten. Geben Sie die marinierten Frühlingszwiebeln nun in eine Auflaufform. Mit Pfeffer und Salz würzen und die Forellen darauf verteilen. Den Fisch für 15-20 Minuten bei 180-200 Grad garen.

3. Waschen Sie die Zucchini währenddessen und halbieren Sie sie. Den Knoblauch schälen und in Stücke schneiden. Geben Sie das Olivenöl in eine Pfanne und dünsten Sie darin den Knoblauch an. Geben Sie die Nudeln ebenfalls in die Pfanne. Nach und nach die Zucchini, das Kochwasser und die Butter hinzugeben. Mit Pfeffer und Salz würzen und abschmecken.
4. Die Avocado schneiden und den Kern entfernen. Das Fruchtfleisch klein schneiden und zu den Nudeln in die Pfanne geben.
5. Nehmen Sie den Fisch zum Schluss aus dem Ofen und richten Sie ihn auf Tellern an. Bestreuen Sie die Forelle mit der restlichen Petersilie. Die Nudeln hinzugeben und alles mit den Kokosflocken garnieren. Guten Appetit.

Fluffige Express-Muffins

Portionen: 6 | Zubereitungszeit: 15 Min
Schwierigkeitsgrad: leicht

Zutaten:

- 2 frische Eier, Größe M
- 3 EL Olivenöl
- ½ Zucchini
- 1 Zwiebel
- 200 g Dinkelmehl
- 300 g Ziegenfrischkäse
- 2 TL Weinstein Backpulver
- 1 EL gehackte frische Petersilie
- 3 EL frische Milch
- 1 ½ TL Salz

Zubereitung:

1. Beginnen Sie zuerst damit, die Zwiebel zu schälen und klein zu hacken. Als Nächstes die Zucchini waschen und klein raspeln.
2. Das Olivenöl zusammen mit den Eiern in einen Rührbecher geben und alles gründlich durchmixen. Die Zwiebeln, die Zucchini, den Ziegenfrischkäse und die Petersilie untermischen.
3. Vermengen Sie in einer separaten Schüssel das Backpulver mit 1 TL Salz und 200 g Dinkelmehl. Heben Sie die Mischung nun unter den Frischkäseteig. Rühren Sie die Milch unter.
4. Befüllen Sie jetzt die Muffin-Papier-Förmchen mit diesem Teig. In den Backofen stellen und für 15 Minuten bei 200 Grad backen.

Snacks & Salate

Gerollte Zucchini nach mediterraner Art

Portionen: 6 | Zubereitungszeit: 30 Min
Schwierigkeitsgrad: leicht

Zutaten:

- 2 mittelgroße Bio-Zucchini
- 250 g Mozzarella
- 80 g Kochschinken
- 12 Blätter Basilikum
- 2 EL frisch gehackte krause Petersilie
- 1 Prise Kräutersalz
- Olivenöl zum Anbraten (alternativ: Rapsöl)

Zubereitung:

1. Putzen und waschen Sie die Zucchini. Schneiden Sie diese dann der Länge nach in sechs Spalten und braten Sie sie in einer Pfanne mit dem Olivenöl beziehungsweise dem Rapsöl an. Dann aus der Pfanne herausnehmen und auf einem Küchenpapier abtropfen und abkühlen lassen.
2. Lassen Sie nun den Mozzarella abtropfen und schneiden Sie ihn in 12 ganz dünne Scheiben.
3. Auch den Kochschinken in 12 Portionen schneiden.
4. Waschen Sie nun die Basilikumblätter.
5. Salzen Sie die Zucchinischeiben und bestreuen Sie sie mit der frisch gehackten krausen Petersilie. Belegen Sie jede Zucchinischeibe mit einem Basilikumblatt, einer Scheibe Mozzarella und einer Kochschinkenscheibe.
   Nun aufrollen und mit einem kleinen Zahnstocher oder einem Holzspieß fixieren.

Tipp:

Sie können statt Basilikum auch Salbei verwenden. Wenn Sie es gut vertragen, können Sie die Zucchinischeiben zudem auch mit einer Prise Pfeffer würzen: Nehmen Sie hierfür am besten weißen Pfeffer.

Fruchtiger Fenchelsalat

Portionen: 4 | Zubereitungszeit: 25 Min
Schwierigkeitsgrad: leicht

Zutaten:

- 1 große Fenchelknolle
- 1 Salatgurke
- 3 EL Kürbiskerne
- 1 großer Apfel
- 2 frische Pfefferminzstängel
- 4-5 EL Apfelsaft
- 4 EL natives Olivenöl
- Meersalz

Zubereitung:

1. Waschen Sie den Fenchel, putzen Sie ihn und schneiden Sie den Strunk heraus. Nun die Knolle vierteln und in Streifen schneiden.
2. Schälen Sie den Apfel und die Salatgurke. Entfernen Sie das Kerngehäuse des Apfels und würfeln Sie ihn. Ebenso mit der Gurke verfahren. Füllen Sie nun den Apfel zusammen mit der Gurke und den Fenchelstreifen in eine Küchenschüssel.
3. Waschen Sie die Pfefferminzstängel, schütteln Sie sie trocken und hacken Sie die Blätter ganz fein.
4. Verrühren Sie den Apfelsaft zusammen mit einer Prise Meersalz, den Minzeblättern und dem nativen Olivenöl zu einer Salat-Vinaigrette. Gießen Sie diese über die Salatzutaten in der Küchenschüssel.
5. Rösten Sie in einer Pfanne zum Schluss – ohne Fettzugabe – die Kürbiskerne und geben Sie diese über den Salat. Lassen Sie alles ein wenig durchziehen und genießen Sie dann diesen histaminarmen Salat.

Rote-Bete-Salat mit Ziegenfrischkäse

Portionen: 4 | Zubereitungszeit: 25 Min
Schwierigkeitsgrad: leicht

Zutaten:

- 300 g Rote Bete
- 150 g Ziegenfrischkäse
- 45 g Paranüsse
- 3 EL natives Olivenöl
- 1 Stange Staudensellerie
- 1 TL Honig
- 1,5 EL Verjus (histaminfrei)
- 2 EL frisch gehackte krause Petersilie
- 1 Prise Salz

Zubereitung:

1. Schneiden Sie mithilfe eines scharfen Messers die Blattstiele der Bete-Knolle ab und kochen Sie dies dann 30 bis 40 Minuten lang gar. 5 Minuten vor dem Ende der Kochzeit eine Prise Salz hinzugeben: So bleibt die Bete schön rosa-rot.
   Anschließend abgießen, kurz auskühlen lassen und schälen.
2. Würfeln Sie nun die Rote Bete und ebenso den Ziegenfrischkäse. Geben Sie beides in eine Salatschüssel.
3. Den Staudensellerie putzen, in dünne Scheiben schneiden und zum Salat hinzugeben.
4. Die Paranüsse fein hacken und ebenfalls in die Salatschüssel geben.
5. Aus dem Verjus, dem Honig und dem Olivenöl eine Vinaigrette anrühren und diese dann über den Salat gießen. Garnieren Sie zum Schluss noch mit der frisch gehackten krausen Petersilie.

Tipp:

Ein Verjus ist ein leicht säuerlicher Saft, der beim Pressvorgang von noch unreifen Trauben entsteht. Er ist wesentlich milder als Essig und hat den traditionellen Ruf, ein natürlicher Verdauungshelfer zu sein. Im Rahmen einer Histaminintoleranz hat er sich bei vielen Menschen bewährt.

Staudenselleriesalat mit frischer Hähnchenbrust

Portionen: 4-6 | Zubereitungszeit: 25 Min
Schwierigkeitsgrad: leicht

Zutaten:

- 2 mittelgroße Äpfel
- 4 Stangen Staudensellerie
- 40 g Pistazien
- 40 g Macadamia-Nüsse
- 20 g Mandeln
- Kräutersalz
- 450 g frisches Hähnchenbrustfilet
- 2 EL Olivenöl
- 1 Bund frischer Koriander
- 300 g fettarmer Naturjoghurt

Zubereitung:

1. Den Staudensellerie putzen, waschen und in dünne Scheiben schneiden.
2. Auch die Äpfel schälen, in zwei Hälften schneiden und das Kerngehäuse entfernen.
3. Geben Sie nun das Olivenöl in die Pfanne und braten Sie das frische Hähnchenbrustfilet von beiden Seiten schön goldbraun an. Anschließend herausnehmen und in dünne Streifen schneiden.
4. Hacken Sie die Pistazien, die Mandeln und die Macadamianüsse grob. Den Koriander waschen und ebenfalls hacken.
5. Vermischen Sie nun alle Zutaten miteinander und geben Sie eine Prise Kräutersalz darüber.
6. Rühren Sie zum Schluss auch noch den Naturjoghurt als Salatdressing hinzu und vermischen Sie alles gut miteinander.

Tipp:

Bitte testen Sie individuell für sich aus, ob Sie Naturjoghurt gut vertragen. Ansonsten können Sie auch zu Kokosjoghurt greifen. Außerdem können Sie diesen Salat alternativ mit frischer Mango, Äpfeln und Möhren ausprobieren.

Buchweizensalat mit frischem Spargel

Portionen: 4 | Zubereitungszeit: 20 Min
Schwierigkeitsgrad: leicht

Zutaten:

- 1 kleine Küchenzwiebel
- 1 EL Rapsöl
- 450 ml Gemüsebrühe (siehe Basic-Rezept „Gemüsebrühe“ in Mittagsgerichte)
- 250 g Buchweizen
- 500 g grüner Spargel
- 1 Prise Rohrzucker
- 1 Prise Kräutersalz
- 100 ml Apfelsaft
- 2 TL Zitronenmelisse
- 150 g Ziegenfrischkäse
- 1 Möhre
- 3 EL natives Olivenöl
- 2 EL Verjus
- 1 Stückchen Ingwer (falls für Sie bekömmlich!)

Zubereitung:

1. Schälen Sie die Küchenzwiebel und den Ingwer, falls Sie diesen gut vertragen. Beides fein hacken.
2. Erhitzen Sie nun in einem Topf das Rapsöl und dünsten Sie darin die Zwiebel und den Ingwer glasig an. Gießen Sie die Gemüsebrühe und den Apfelsaft hinzu und kochen Sie alles einmal auf.
3. Spülen Sie den Buchweizen in einem Küchensieb mit lauwarmem Wasser ab, lassen Sie ihn abtropfen und geben Sie ihn dann in die Brühe. Alles zugedeckt und bei schwacher Hitzezufuhr eine Viertelstunde lang köcheln lassen, bis die Flüssigkeit aufgesaugt wurde.
4. Putzen Sie den grünen Spargel, schneiden Sie die holzigen Enden ab und schälen Sie das untere Viertel. Schneiden Sie die Spargelstangen nun in Stücke (drei bis vier Zentimeter) und blanchieren Sie diese in einem Topf mit kochendem Salzwasser. Geben Sie

eine Prise Rohrzucker und die Zitronenmelisse in das Kochwasser für den Spargel. Alles rund 8 Minuten bissfest garen. Anschließend durch ein Küchensieb abgießen und abtropfen lassen.

5. Würfeln Sie nun den Ziegenfrischkäse. Auch die Möhre waschen, putzen und fein raspeln.
6. Mischen Sie in einer Schüssel den Buchweizen und den Spargel miteinander. Zum Schluss die Möhrenraspeln und den Ziegenfrischkäse untermischen und nach Belieben mit ein wenig Salz abschmecken.

Sommerlicher Melonen-Nektarinen-Salat

Portionen: 4 | Zubereitungszeit: 15 Min
Schwierigkeitsgrad: leicht

Zutaten:

- ½ gelbe Paprikaschote
- 250 g Wassermelone
- 1 kleine Küchenzwiebel
- 3 große Nektarinen
- 3 Pfefferminzstängel
- 200 g Gurke
- 6 Radieschen
- 3 EL Olivenöl
- 2 EL Saft einer Bio-Zitrone

Zubereitung:

1. In einem ersten Schritt die Nektarinen waschen, den Kern entfernen und die Früchte in dünne Spalten schneiden.
2. Nun die Gurke waschen, schälen und in dünne Scheiben schneiden. Waschen Sie auch die halbe Paprikaschote und schneiden Sie diese in ganz dünne Streifen.
3. Die Melone mithilfe von einem Löffel oder Eisportionierer in Kugelform ausstechen.
4. Schälen Sie die Küchenzwiebel und schneiden Sie diese schön klein. Die Radieschen ebenfalls waschen, den Strunk entfernen und klein schneiden.
5. Geben Sie das Gemüse nun zusammen mit den Früchten in eine Salatschüssel.
6. Vermischen Sie für das Dressing den Saft der Zitrone mit dem Olivenöl und geben Sie das Dressing über den Salat. Alles gut miteinander vermischen.
7. Die Pfefferminzstängel waschen und die Blättchen von den Stängeln zupfen. Garnieren Sie damit zum Abschluss den sommerlichen Salat.

Chicorée im Schinkenmantel

Portionen: 2 | Zubereitungszeit: 20 Min
Schwierigkeitsgrad: leicht

Zutaten:

- 4 mittelgroße Chicorée
- 350 ml Kokosmilch
- Muskatnusspulver
- Kräutersalz
- 1 TL Kartoffelstärke
- 60 g junger Gouda
- 80 g Kochschinken in Scheiben

Zubereitung:

1. Putzen und waschen Sie den Chicorée und blanchieren Sie ihn dann im Ganzen in einem Topf mit kochendem Salzwasser. Anschließend abgießen und in einem Küchensieb abtropfen lassen.
2. Den Backofen auf 180 Grad Ober- und Unterhitze vorheizen.
3. Vermischen Sie nun in einer kleinen Tasse 4 EL der Kokosmilch mit der Kartoffelstärke. Würzen Sie die restliche Kokosmilch mit einer Prise Kräutersalz sowie einer Prise Muskatnusspulver und geben Sie die angedickte Kartoffelstärke hinzu.
4. Den jungen Gouda ganz fein reiben.
5. Umwickeln Sie nun jeden Chicorée mit einer Kochschinken-Scheibe und geben Sie ihn in eine Gratin-Form. Gießen Sie dann die Kokosmilch-Mischung darüber. Bestreuen Sie zum Schluss alles mit dem jungen Gouda und backen Sie das Gericht 10 Minuten lang im Backofen bei 180 Grad.

Tipp:

Ganz wunderbar passt zu diesem Gericht Reis.

Süßkartoffel-Rote-Bete-Chips

Portionen: 3-4 | Zubereitungszeit: 30 Min
Schwierigkeitsgrad: leicht

Zutaten:

- 3 EL natives Olivenöl
- 400 g Süßkartoffeln
- 2 Knollen Rote Bete
- Frische oder getrocknete Kräuter (Rosmarin, Thymian, Paprika)
- 1 Prise Salz

Zubereitung:

1. Für die Chips zuerst die Süßkartoffel waschen und in kleine Scheiben schneiden.
2. Befreien Sie die Rote-Bete-Knolle mit einem scharfen Messer von den Blattstielen. Kochen Sie sie dann 30 bis 40 Minuten lang gar. 5 Minuten vor Ablauf der Garzeit eine Prise Salz hinzugeben, da die Rote Bete ansonsten ihre charakteristisch leuchtende Farbe verlieren kann. Anschließend abgießen, kurz auskühlen lassen, schälen und in Scheiben schneiden.
3. Nun die Kräuter mit dem nativen Olivenöl sowie dem Salz in eine Küchenschüssel geben und die Rote-Bete- und Süßkartoffelscheiben darin schwenken.
4. Die Gemüsescheiben auf ein Backblech geben und für 20 bis 25 Minuten bei 180 Grad zu knusprigen Chips backen.

Mini-Vollkornflammkuchen

Portionen: 4 Flammküchlein | Zubereitungszeit: 20 Min
Schwierigkeitsgrad: leicht

Zutaten:

- 350 g Vollkornmehl
- 180 g Zucchini
- 100 g Frischkäse
- 80 g Kochschinken
- 1 Prise Salz
- weißer Pfeffer nach Belieben

Zubereitung:

1. Geben Sie das Vollkornmehl zusammen mit 120 ml Wasser und einer Prise Salz in eine Küchenschüssel und verkneten Sie alles zu einem Teig. Lassen Sie den Teig dann 20 Minuten ruhen.
2. Rollen Sie den Teig zu dicken Fladen (fünf Millimeter) aus und legen Sie diese auf ein mit Backpapier ausgelegtes Blech.
3. Waschen und putzen Sie die Zucchini und schneiden Sie sie der Länge nach auf. Schneiden Sie die Zucchini dann in feine Scheiben.
4. Würfeln Sie den Kochschinken und bestreichen Sie die Flammküchlein mit dem Frischkäse. Verteilen Sie die Kochschinkenwürfel und die Zucchinischeiben darauf. Schmecken Sie die Mini-Flammkuchen gerne mit einer Prise Salz und weißem Pfeffer ab.
5. Im Backofen 12 bis 15 Minuten lang bei 200 Grad Umluft backen.

Herzhafte Käse-Hafer-Puffer

Portionen: 8 Puffer | Zubereitungszeit: 15 Min
Schwierigkeitsgrad: leicht

Zutaten:

- 150 g Haferflocken
- 1 EL Rapsöl
- 2 frische Bio-Eier
- 100 g geriebener junger Gouda
- 1 Handvoll frisch gehackte Petersilie

Zubereitung:

1. Zunächst die Eier mit dem geriebenen jungen Gouda, den Haferflocken, der gehackten Petersilie und ein wenig Wasser in eine Schüssel geben. Alles gut zu einer zusammenhängenden Teigmasse vermengen und ein paar Minuten ruhen lassen.
2. Erhitzen Sie in einer Pfanne das Rapsöl und backen Sie darin acht Puffer aus dem Teig aus.
3. Zum Schluss die Puffer aus der Pfanne nehmen, auf einem Küchenpapier etwas abtropfen lassen und servieren.

Tipp:

Achten Sie bitte darauf, nur jungen Gouda zu verwenden, denn dieser ist im Rahmen einer Histaminunverträglichkeit gut bekömmlich. Gereifte Käsesorten lösen histaminbedingte Beschwerden aus.

Kräuter-Wedges aus dem Ofen

Portionen: 3 | Zubereitungszeit: 15 Min
Schwierigkeitsgrad: leicht

Zutaten:

- 3 EL natives Olivenöl
- 8 festkochende Frühkartoffeln
- 3 TL gehackter, getrockneter Rosmarin
- 1 TL frisch gehackte Petersilie
- 1 Prise Kräutersalz
- weißer Pfeffer

Zubereitung:

1. Waschen Sie zuerst die Kartoffeln und schneiden Sie diese dann in Spalten.
2. Geben Sie den Rosmarin und die frisch gehackte Petersilie zusammen mit dem Olivenöl in eine Schüssel und verrühren Sie alles zu einer feinen Marinade. Die Kartoffelspalten hineingeben und gut in der Marinade schwenken. Zum Schluss noch mit einer Prise Kräutersalz und weißem Pfeffer würzen.
3. Geben Sie die Kartoffelspalten auf ein mit Backpapier ausgelegtes Blech und backen Sie alles 25 Minuten lang bei 175 Grad.
4. Die Wedges herausnehmen und servieren.

Tipp:

Diese Kräuter-Kartoffelspalten sind auch eine ausgezeichnete Beilage zu einem frischen Salat!

Süßkartoffel-Reis-Bällchen

Portionen: 20 Stück | Zubereitungszeit: 15 Min
Schwierigkeitsgrad: leicht

Zutaten:

- 20 g Vollkorn-Semmelbrösel + 70 g zum Panieren
- 1 TL Rapsöl
- 70 g geriebener junger Gouda
- 200 g Möhren
- 1 frisches Bio-Ei
- 400 g Süßkartoffeln
- 250 ml Wasser
- 2 TL Gemüsebrühe-Pulver (siehe Basic-Rezept „Gemüsebrühe" in Mittagsgerichte)
- 70 g Vollkornreis

Zubereitung:

1. In einem ersten Schritt die Süßkartoffeln und die Möhren schälen und klein schneiden.
2. Erhitzen Sie in einer Pfanne das Öl und dünsten Sie die Möhren und die Süßkartoffeln darin 5 Minuten lang an. Geben Sie nun den Vollkornreis hinzu.
3. Vermischen Sie das Wasser mit dem Gemüsebrühe-Pulver und geben Sie dieses Gemisch in die Pfanne. Zugedeckt 25 Minuten köcheln lassen.
4. Zerstampfen Sie nach der Kochzeit nun alles zu einem feinen Püree. Eine gute Viertelstunde lang abkühlen lassen und anschließend den geriebenen jungen Gouda, das Ei und die 20 g Vollkorn-Semmelbrösel hinzugeben. Nochmals alles gründlich miteinander vermengen. Legen Sie nun ein Backblech mit Papier aus.
5. Geben Sie die 70 g Vollkorn-Semmelbrösel zum Panieren auf einen breiten Teller und formen Sie aus der Teigmasse 20 schön runde Bällchen. Wälzen Sie diese nacheinander in den Bröseln und legen Sie sie dann auf das Backblech.
6. Backen Sie die Bällchen 45 Minuten lang bei 200 Grad. Nach der Backzeit herausnehmen und etwas auskühlen lassen.

Gesunder Kohlrabi-Snack

Portionen: 1 | Zubereitungszeit: 20 Min
Schwierigkeitsgrad: leicht

Zutaten:

- 1 frisches Bio-Ei oder ersatzweise 4 Wachteleier
- 1 mittelgroße Kohlrabiknolle
- 2 EL Dinkelmehl
- 2 EL geriebener Gouda
- 2 EL Semmelbrösel
- 1 TL frische Gartenkräuter
- 2-3 EL Rapsöl zum Anbraten

Zubereitung:

1. Befüllen Sie einen Topf mit Wasser. Schälen Sie nun den Kohlrabi und schneiden Sie ihn in fingerdicke Stäbchen.
1. Kochen Sie die Kohlrabistäbchen nun ungefähr 10 Minuten lang schön weich.
2. Schlagen Sie zwischenzeitlich das Ei in einer Küchenschüssel auf. Vermischen Sie in einer weiteren Schüssel die Semmelbrösel mit den frischen Gartenkräutern. Geben Sie das Dinkelmehl in eine separate kleine Schale.
3. Gießen Sie den Kohlrabi nun ab und wälzen Sie die einzelnen Stäbchen erst im Dinkelmehl, dann im Ei und zum Schluss in der Semmelbrösel-Kräuter-Mischung.
4. Erhitzen Sie das Rapsöl in einer Pfanne und braten Sie darin die Kohlrabistifte von allen Seiten schön goldknusprig aus.

Brokkoli-Snack-Balls

Portionen: 4 | Zubereitungszeit: 35 Min
Schwierigkeitsgrad: leicht

Zutaten:

- 500 g Brokkoli
- 100 g Vollkornbrösel
- 2 frische Eier
- 250 g Hüttenkäse
- 1 EL natives Olivenöl
- 1 EL Leinöl
- 2 Stängel frische Petersilie
- 2 Frühlingszwiebeln
- 1 TL Majoran
- Optional: 1 EL Zitronensaft

Zubereitung:

1. Zerteilen Sie zuerst einmal den Brokkoli in Röschen und schneiden Sie diese dann klein. Anschließend in einen Topf mit Wasser geben und blanchieren.
2. Verrühren Sie nun in der Zwischenzeit in einer Schüssel das Leinöl mit dem Hüttenkäse. Den Zitronensaft hinzugeben und gut verrühren. Waschen und hacken Sie die Frühlingszwiebeln klein. Auch die frischen Petersilienstängel waschen und fein hacken.
3. Den blanchierten Brokkoli nun zerdrücken und zum Hüttenkäse in die Schüssel geben. Nach und nach die Petersilie, die Frühlingszwiebeln, die Eier, den Majoran, das Olivenöl und die Vollkornbrösel hinzugeben und gut verrühren.
4. Formen Sie aus dem Teig kleine Bällchen und legen Sie diese auf ein mit Backpapier ausgelegtes Backblech.
5. Backen Sie alles bei 200 Grad für 20 Minuten. Anschließend herausnehmen und genießen.

Roter Aufstrich

Portionen: 4 | Zubereitungszeit: 10 Min
Schwierigkeitsgrad: leicht

Zutaten:

- 1 TL Rapsöl
- 250 g Rote Bete
- 10 Radieschen
- 1 Knoblauchzehe
- 30 g Kürbiskerne
- 1 EL Sahne
- etwas Salz

Zubereitung:

1. Weichen Sie zunächst die Kürbiskerne in einer Schale mit Wasser für 1,5 bis 2 Stunden ein. Anschließend abgießen und gut abtropfen lassen.
2. Befreien Sie die Rote Bete mit einem Messer von den Blattstielen und kochen Sie sie dann 30 bis 35 Minuten lang gar. Kurz vor dem Ende der Garzeit eine Prise Salz hinzugeben. Anschließend abgießen, kurz auskühlen lassen und schälen.
3. Schälen Sie nun den Knoblauch und hacken Sie ihn ganz klein. Auch die Radieschen putzen und so fein wie möglich schneiden.
4. Geben Sie die gekochte Rote Bete zusammen mit den Kürbiskernen und den klein geschnittenen Radieschen in eine leistungsstarke Küchenmaschine und pürieren Sie alles zu einem feinen Aufstrich.
5. Zum Schluss noch das Rapsöl und die Sahne hinzugeben und alles nochmals fein pürieren.

Herzhafter Zucchini-Frischkäse-Aufstrich

Portionen: 1 Gläschen | Zubereitungszeit: 10 Min
Schwierigkeitsgrad: leicht

Zutaten:

- 200 g Zucchini
- 1 EL natives Olivenöl
- 1 Prise Meersalz
- 1 Schalotte
- 80 g Frischkäse
- 1 Stängel frischer Dill
- 1 Msp. mildes Paprikapulver
- Optional: 1 TL Saft einer unbehandelten Zitrone (bitte auf individuelle Verträglichkeit testen!)

Zubereitung:

1. Schälen und würfeln Sie zunächst einmal die Zucchini. Dann die Schalotte schälen und fein hacken.
2. Erhitzen Sie in einem Topf das Olivenöl und geben Sie die Schalotte und die Zucchiniwürfel hinzu. Braten Sie alles kurz an.
3. Schmecken Sie alles mit einer ganz kleinen Prise Salz, frischem Dill sowie dem milden Paprikapulver ab.
4. Braten Sie alles bei mittlerer Hitzezufuhr und unter stetigem Rühren 5 Minuten lang an.
5. Pürieren Sie anschließend das Gemüse mit dem Stabmixer und fügen Sie den Zitronensaft sowie den Frischkäse hinzu. Ihr Brotaufstrich ist nun fertig und Sie können ihn in ein abgekochtes Glas füllen.

Histaminarmer Reis-Salat

Portionen: 2 | Zubereitungszeit: 15 Min
Schwierigkeitsgrad: leicht

Zutaten:

- 250 g Vollkornreis
- 1 Salatgurke
- 8 Radieschen
- 1 roter Apfel
- 2 Frühlingszwiebeln
- 2 Karotten
- ½ rote Paprikaschote
- 2 EL natives Olivenöl
- 2 EL Verjus
- Meersalz
- Frische gehackte Kräuter: Dill und Petersilie

Zubereitung:

1. Den Vollkornreis nach Packungsanleitung kochen.
2. Verrühren Sie den Verjus zusammen mit dem nativen Olivenöl sowie einer Prise Salz zu einer Salat-Vinaigrette.
3. Schälen Sie nun die Salatgurke und schneiden Sie sie der Länge nach durch. Anschließend in dünne Halbmondscheiben schneiden.
4. Nun den Apfel schälen, in der Mitte teilen und das Kerngehäuse entfernen. Den Apfel klein würfeln. Ebenso die Radieschen putzen und klein würfeln.
5. Putzen Sie die Frühlingszwiebeln und schneiden Sie diese in feine Röllchen. Auch die Karotten schälen und fein raspeln.
6. Vermischen Sie alle Zutaten miteinander und geben Sie das Dressing darüber. Lassen Sie den Reis-Salat am besten eine halbe Stunde lang durchziehen.

Pistazien-Zucchini-Salat

Portionen: 2 | Zubereitungszeit: 25 Min
Schwierigkeitsgrad: leicht

Zutaten:

- 400 g Zucchini
- 150 g Pistazien
- 30 g Kürbiskerne
- 20 g Paranüsse
- 2 EL fettarmer Naturjoghurt
- 3 EL natives Olivenöl
- 2 EL Apfelessig
- 1 EL Ahornsirup
- Meersalz

Zubereitung:

1. Schälen Sie die Zucchini und schneiden Sie sie dann in Scheiben. Blanchieren Sie die Zucchinischeiben 3 Minuten lang in kochendem Salzwasser.
2. Hacken Sie nun die Paranüsse, die Pistazien und die Kürbiskerne ganz fein.
3. Rühren Sie in einer Küchenschüssel das Dressing für den Salat an: Vermischen Sie hierfür das Olivenöl mit dem Naturjoghurt, dem Apfelessig und dem Ahornsirup. Schmecken Sie alles mit einer Prise Salz ab.
4. Geben Sie nun die Zucchinischeiben und die gehakten Nusskerne in die Schüssel und mischen Sie gut durch.
5. Lassen Sie den Salat vor dem Servieren eine halbe Stunde lang durchziehen.

Dinkelnudeln mit exotischer Kokos-Note

Portionen: 2 | Zubereitungszeit: 25 Min
Schwierigkeitsgrad: leicht

Zutaten:

- ½ Küchenzwiebel
- 300 g Brokkoli
- 1 EL Verjus
- 200 g Dinkelnudeln
- 230 ml Kokosmilch (fettreduziert)
- 1 Knoblauchzehe
- 70 g Rucola
- 1 EL Olivenöl
- weißer Pfeffer
- Salz

Zubereitung:

1. Zuerst den Knoblauch und die Küchenzwiebel schälen und klein hacken. Den Brokkoli waschen und in kleine Röschen schneiden. Den Strunk vom Brokkoli schälen und ebenfalls klein schneiden. Blanchieren Sie den Brokkoli 5 bis 8 Minuten lang in kochendem Salzwasser.
2. Die Dinkelnudeln nach Packungsanleitung kochen, anschließend abgießen und abtropfen lassen.
3. Waschen Sie nun den Rucola und lassen Sie ihn etwas abtropfen.
4. Erhitzen Sie in einem Topf das Olivenöl, geben Sie den Knoblauch sowie die Küchenzwiebel hinein und lassen Sie alles kurz glasig andünsten.
5. Geben Sie anschließend die restlichen Zutaten außer Verjus, Pfeffer und Salz hinzu und lassen alles für 10-12 Minuten bei mittlerer Hitze köcheln.
6. Würzen und schmecken Sie zum Schluss alles mit Pfeffer, Verjus und Salz ab und servieren Sie das fertige Gericht auf Tellern.

Gefüllte Süßkartoffel

Portionen: 2 | Zubereitungszeit: 15 Min
Schwierigkeitsgrad: leicht

Zutaten:

- 350 g Süßkartoffeln
- 2 EL Olivenöl
- 1 EL Rapsöl
- 1 Fenchelknolle
- 2 EL Frischkäse
- 1 Kugel Mozzarella
- Meersalz
- weißer Pfeffer

Zubereitung:

1. Waschen Sie die Süßkartoffeln gründlich ab und schneiden Sie diese in zwei Hälften. Pinseln Sie sie nun von allen Seiten gut mit Olivenöl ein und legen Sie sie auf ein mit Backpapier ausgelegtes Backblech. Backen Sie die Süßkartoffeln nun 40 Minuten lang bei 200 Grad.
2. Den Fenchel waschen und den Strunk entfernen. Anschließend klein schneiden.
3. Geben Sie das Rapsöl in die Pfanne und braten Sie darin den Fenchel an. Mit Pfeffer und Salz würzen.
4. Holen Sie nun die Süßkartoffeln aus dem Ofen, lassen Sie diese kurz abkühlen und höhlen Sie sie mit einem Löffel vorsichtig aus. Lassen Sie dabei einen Rand (ein Zentimeter breit) stehen.
5. Stampfen Sie das Süßkartoffelinnere und vermischen Sie es mit dem Fenchel sowie dem Frischkäse. Füllen Sie diese Mischung zurück in die Süßkartoffelhälften und belegen Sie jede Hälfte mit einer Scheibe Mozzarella.
6. Die Süßkartoffelhälften bei gleicher Temperatur im Ofen nochmals 5-8 Minuten backen.

Desserts & Gebäck

Heidelbeerwölkchen mit Vanillenote

Portionen: 8 Stück | Zubereitungszeit: 20 Min
Schwierigkeitsgrad: leicht

Zutaten:

- 100 g weiche Butter
- 2 Eier, Größe M (alternativ: 4 Wachteleier)
- 1 Vanilleschote
- 150 g Heidelbeeren
- 200 g Dinkelmehl
- 200 g pürierte Heidelbeeren
- 2 TL Backpulver

Zubereitung:

1. Den Ofen auf 175 Grad vorheizen.
2. Nun die Butter mit den beiden Eiern in eine Küchenschüssel geben und mit dem Mixer schaumig schlagen.
3. Schneiden Sie die Vanilleschote der Länge nach auf und kratzen Sie das Mark mithilfe eines spitzen Messers heraus. Geben Sie es dann zur Butter-Ei-Masse.
4. Nun auch die pürierten Heidelbeeren hinzugeben.
5. Waschen Sie die frischen Heidelbeeren.
6. Geben Sie die Heidelbeeren, das Dinkelmehl sowie das Backpulver zur Butter-Vanille-Masse hinzu und verrühren Sie alles mit dem Mixer zu einer schön glatten Teigmasse.
7. Legen Sie ein Blech mit Backpapier aus und formen Sie mit Ihren Fingern oder mithilfe von 2 Esslöffeln 20 kleine „Wölkchen“. Backen Sie diese im Ofen 12 bis 15 Minuten lang.

Tipp:

Das Hühnerei können Sie auch durch 4 Wachteleier ersetzen, denn diese sind histaminarm. Bei Hühnereiern ist nur das Eigelb histaminarm, nicht jedoch das Eiklar. Das Eiweiß führt unter Umständen zu einer Mastzellenaktivierung, sodass es im Rahmen einer Histaminunverträglichkeit eher nicht empfehlenswert ist. Dennoch sind Hühnereier in den meisten Fällen auch im Rahmen einer Intoleranz gut verträglich, denn auf die einzelnen Portionen gerechnet ist nur recht wenig Eiweiß enthalten (Ausnahme: Eierspeisen!).

Wenn Sie aber nicht mit Sicherheit sagen können, ob Sie das Ei gut vertragen, setzen Sie von Anfang an lieber auf Wachteleier oder testen Sie den Verzehr von Hühnereiern ganz vorsichtig und nur in sehr kleinen Mengen aus!

Nektarinen-Muffins

Portionen: 8 Muffins | Zubereitungszeit: 10 Min & 20 Min Backzeit | Schwierigkeitsgrad: leicht

Zutaten:

- 2 reife Nektarinen
- 2 frische Eier aus Freilandhaltung, Größe M (alternativ: 4 Wachteleier)
- 100 ml Milch
- 150 g Dinkelmehl
- 1 TL Backpulver

Sonstiges:

- Muffin-Form mit 12 Mulden

Zubereitung:

1. Den Ofen auf 180 Grad vorheizen. Waschen Sie nun die beiden Nektarinen und schälen Sie die Früchte. Schneiden Sie diese anschließend ganz fein oder pürieren Sie sie mithilfe eines Stabmixers zu einem feinen Püree.
2. Geben Sie die Eier zu den Nektarinenstückchen beziehungsweise dem Nektarinenpüree hinzu und schlagen Sie mit dem Mixer alles schön schaumig.
3. Geben Sie das Dinkelmehl, das Backpulver und die Milch bzw. den Haferdrink hinzu. Alles zügig zu einer glatten Teigmasse verrühren.
4. Fetten Sie die Muffin-Förmchen ein oder legen Sie die Mulden mit Papierförmchen aus. Nun den Teig hineinfüllen.
5. Backen Sie die Nektarinen-Muffins auf der mittleren Schiene 20 Minuten lang. Anschließend herausnehmen und auf einem Gitter abkühlen lassen.

Knusprige Pfirsichschnitten

Portionen: 25 Schnitten | Zubereitungszeit: 20 Min
Schwierigkeitsgrad: leicht

Zutaten:

- 300 g frische, reife Pfirsiche
- 1 TL geschmolzene Butter
- 150 g Haferflocken

Zubereitung:

1. Waschen Sie die Pfirsiche, entsteinen Sie sie und schneiden Sie das Obst ganz klein.
2. Geben Sie die Fruchtstücke nun mit 20 ml Wasser in einen Topf und kochen Sie alles rund 5 Minuten lang auf.
3. Die geschmolzene Butter und die Haferflocken hinzugeben und alles 5 Minuten quellen lassen.
4. Belegen Sie Ihr Backblech mit Papier und streichen Sie die Masse darauf. Backen Sie die Masse im Ofen bei 175 Grad Umluft.
5. Nehmen Sie dann das Blech aus dem Backofen und lassen Sie die Masse rund 2 Minuten abkühlen. Noch warm in dicke Stangen (ca. vier Zentimeter) schneiden.

Zuckerfrei in den Morgen - Möhrenpfannkuchen

Portionen: 6 Pfannkuchen | Zubereitungszeit: 20 Min
Schwierigkeitsgrad: leicht

Zutaten:

- 6 EL Haferflocken
- 6 EL Dinkelmehl
- 6 EL Wasser oder ersatzweise Frischmilch
- 4 TL Weinstein Backpulver
- 4 Möhren (geraspelt)
- 2 mittelgroße rote Apfel (süß)
- 1 Banane (bitte auf Verträglichkeit testen!)
- Etwas Rapsöl

Zubereitung:

1. Schälen und reiben Sie die Möhren. Die Äpfel waschen, in der Mitte durchschneiden und vom Kerngehäuse befreien. Reiben Sie die Äpfel dann ganz fein.
2. Schälen Sie die Banane und zerdrücken Sie sie.
3. Vermischen Sie nun die Banane, die Apfelraspeln und die Möhren mit den restlichen Zutaten zu einer homogenen Teigmasse.
4. Erhitzen Sie in einer Pfanne das Rapsöl und geben Sie den Teig portionsweise mit einer Schöpfkelle hinein. Backen Sie die Pfannkuchen goldbraun von beiden Seiten aus.

Tipp:

Wenn Sie Bananen nicht gut vertragen, können Sie anstatt der Banane auch 1 frisches Ei oder 4 Wachteleier verwenden.

Beeren-Kokos-Schnitten

Portionen: 8-10 Stück | Zubereitungszeit: 15 Min
Schwierigkeitsgrad: leicht

Zutaten:

- 150 g Heidelbeeren
- 100 g Johannisbeeren
- 3 TL Backpulver
- 80 ml reine Buttermilch
- 320 g Dinkelmehl
- 1 frisches Bio-Ei
- 80 g Kokosraspeln
- 60 g weiche Butter

Zubereitung:

1. Zuerst die Johannisbeeren und die Heidelbeeren waschen und vorsichtig trockentupfen.
2. Geben Sie anschließend das Dinkelmehl mit der Butter und dem Backpulver in eine Schüssel und verkneten Sie alles gut miteinander.
3. Geben Sie nun die Kokosraspeln, das Ei und die Buttermilch hinzu. Die Johannisbeeren und die Heidelbeeren untermengen und alles zu einem Teig verarbeiten.
4. Rollen Sie den Kuchenteig auf einer Arbeitsfläche aus. Schneiden Sie hieraus 8-10 Schnitten und streuen Sie gerne noch ein paar Kokosraspeln darüber.
5. Legen Sie die Schnitten dann auf ein mit Backpapier ausgelegtes Backblech und backen Sie diese 18 Minuten lang bei 200 Grad.

Kokos-Nuss-Bällchen

Portionen: 15 Stück | Zubereitungszeit: 15 Min
Schwierigkeitsgrad: leicht

Zutaten:

- 3 EL Kokosraspeln
- 100 g Paranüsse
- 100 g Heidelbeeren
- 50 Macadamianüsse
- 2 EL Kokosöl
- 70 g gepoppter Amarant

Zubereitung:

1. Zermahlen Sie zuerst die Paranüsse und die Macadamianüsse in einem leistungsstarken Multi-Zerkleinerer zu einem feinen Mehl.
2. Verflüssigen Sie dann das Kokosöl und geben Sie es zu den Nüssen.
3. Die Heidelbeeren waschen und zusammen mit dem Amarant zum Nussmus hinzugeben. Verrühren Sie alles gründlich miteinander.
4. Formen Sie nun aus dem Teig kleine Bällchen und wälzen Sie diese in den Kokosraspeln.
5. Stellen Sie die Kugeln für mindestens eine Viertelstunde in den Kühlschrank.

Histaminarme Kirschknödel

Portionen: 10 Knödel | Zubereitungszeit: 15 Min
Schwierigkeitsgrad: leicht

Zutaten:

- 10 Kirschen
- 2 Eigelb
- 500 g mehligkochende Kartoffeln
- 3 EL Dinkelmehl
- 2 EL Dinkelgrieß
- 40 g flüssige Butter

Zubereitung:

1. Waschen und entsteinen Sie zunächst die Kirschen.
2. Nun die Kartoffeln 15 bis 20 Minuten weichkochen, dann pellen und schließlich durch die Kartoffelpresse drücken. Vermischen Sie sie mit der flüssigen Butter, den Eigelben, dem Dinkelmehl, einer Prise Salz sowie dem Dinkelgries zu einem festen Teig.
3. Bringen Sie einen Topf mit Salzwasser zum Kochen.
4. Nehmen Sie jetzt ein wenig Teig in die Hand und setzen Sie eine entsteinte Kirsche in die Mitte. Formen Sie dann den Teig um die Kirsche herum zu einer Kugel.
5. Fahren Sie so mit dem restlichen Teig und den Kirschen fort.
6. Anschließend die Knödel in das Salzwasser geben und solange köcheln lassen, bis sie an die Oberfläche kommen.
7. Aus dem Wasser nehmen und in einer Schale auskühlen lassen.

Softe Buttermilchwaffeln

Portionen: 6 | Zubereitungszeit: 20 Min
Schwierigkeitsgrad: leicht

Zutaten:

- 130 g weiche Butter
- 200 ml reine Buttermilch
- 80 g Rohrzucker
- 1 Prise Salz
- 200 g Dinkelmehl
- 3 frische Bio-Eier

Zubereitung:

1. Vermischen Sie die weiche Butter mit dem Rohrzucker in einer Schüssel, geben Sie eine Prise Salz hinzu und schlagen Sie mit dem Mixer alles 5 Minuten lang schaumig auf.
2. Nun schrittweise die reine Buttermilch und die Eier hinzugeben und alles gründlich vermischen.
3. Mischen Sie auch das Dinkelmehl unter und verrühren Sie alles zu einem glatten Teig.
4. Backen Sie daraus nacheinander mit dem Waffeleisen Waffeln aus.

Tipp:

Achten Sie immer darauf, frische Eier zu verwenden, und prüfen Sie das Haltbarkeitsdatum auch auf der Verpackung! Testen Sie in puncto Eiern Ihre individuelle Toleranzgrenze aus und ersetzen Sie die Eier im Zweifelsfall durch Wachteleier.

Blaubeer-Pancakes

Portionen: 4 | Zubereitungszeit: 15 Min
Schwierigkeitsgrad: leicht

Zutaten:

- 4 EL Rapsöl
- 200 g Heidelbeeren
- Salz
- 4 frische Bio-Eier
- 200 g Dinkelmehl
- 300 ml Bio-Frischmilch (1,5 %)
- 2 TL gemahlene Flohsamen

Zubereitung:

1. Vermischen Sie zuerst das Dinkelmehl mit den Flohsamen.
2. Geben Sie dann die Eier und die Milch hinzu und verrühren Sie alles zu einem glatten Teig. Mit etwas Salz würzen und kurz zur Seite stellen.
3. Die Heidelbeeren waschen und zur Seite stellen.
4. Erhitzen Sie in einer Pfanne das Rapsöl und backen Sie darin portionsweise die Pancakes aus. Die Beeren darüber verteilen und gar werden lassen.
5. Zum Schluss auf Teller geben und servieren.

Hirsepuffer mit Apfel-Karamell-Note

Portionen: 4 | Zubereitungszeit: 25 Min
Schwierigkeitsgrad: leicht

Zutaten:

- 2 EL Kokosblütenzucker
- 500 ml Salzwasser
- Mark einer Vanilleschote
- 250 g Hirse
- 150 g Speisequark (Magerstufe)
- 1 frisches Bio-Ei
- 125 ml Wasser
- 6 EL Haferflocken
- 4 EL Agavendicksaft
- 4 Äpfel
- 1 Rosmarinzweig
- Rapsöl zum Ausbacken

Zubereitung:

1. Geben Sie die Hirse zuerst in ein Sieb und spülen Sie sie kräftig ab. Anschließend in 500 ml Salzwasser geben und eine Viertelstunde lang bei geringer Hitzezufuhr köcheln lassen. Danach etwas auskühlen lassen.
2. Geben Sie nun die Haferflocken, das Ei, den Quark, das Vanillemark und den Zucker hinzu und vermengen Sie alles gründlich miteinander. Formen Sie hieraus Puffer.
3. Erhitzen Sie in einer Pfanne das Öl und backen Sie darin die Puffer je 3 Minuten aus.
4. Die Äpfel in der Zwischenzeit waschen und die Kerne entfernen. Anschließend in Spalten schneiden. Die Rosmarinnadeln etwas klein hacken.
5. Geben Sie in eine Pfanne den Agavendicksaft und karamellisieren Sie die Äpfel sowie den Rosmarin darin. Mit 125 ml Wasser ablöschen und 5 Minuten köcheln lassen.
6. Die Hirsepuffer auf Teller geben und mit dem Apfel-Rosmarin-Karamell servieren.

Schokoladen-Chia-Pudding mit Kokos-Heidelbeer-Topping

Portionen: 2 | Zubereitungszeit: 15 Min
Schwierigkeitsgrad: leicht

Zutaten:

- 250 ml ungesüßte Mandelmilch
- 1 TL Rohkakao Pulver
- 1 EL Kokosflocken
- 40 g Chiasamen
- 200 g Heidelbeeren

Zubereitung:

1. Geben Sie die Chiasamen und das Rohkakao-Pulver in die Mandelmilch und lassen Sie diese mindestens 15 Minuten lang quellen. Zwischendurch immer wieder mal umrühren, damit sich die Chiasamen nicht absetzen.
2. Waschen Sie nun die Heidelbeeren und tupfen Sie diese vorsichtig trocken. Geben Sie sie dann in einen hohen Rührbecher und pürieren Sie mit einem Stabmixer alles zu einem feinen Heidelbeerpüree.
3. Verteilen Sie nun den Chia-Pudding auf zwei Gläschen und geben Sie das Heidelbeerpüree darüber. Zum Schluss noch die Kokosflocken darüberstreuen.

Fluffige Kirsch-Quark-Mousse

Portionen: 4 | Zubereitungszeit: 10 Min
Schwierigkeitsgrad: leicht

Zutaten:

- 300 g Kirschen
- 200 g Frischkäse
- 200 g Sahne
- 150 g Magerquark
- 70 g Rohrzucker

Zubereitung:

1. Waschen und entsteinen Sie zuerst die Kirschen. Pürieren Sie sie anschließend zu feinem Fruchtpüree und stellen Sie sie zur Seite.
2. Heben Sie das Fruchtpüree unter den Frischkäse und den Quark.
3. Schlagen Sie die Sahne steif und heben Sie sie vorsichtig unter die Quarkmischung.
4. Stellen Sie das Kirsch-Mousse nun bis zum Servieren in den Kühlschrank.

Rote Grütze

Portionen: 2 | Zubereitungszeit: 15 Min
Schwierigkeitsgrad: leicht

Zutaten:

- 100 g Johannisbeeren
- 200 ml Wasser
- 200 g Heidelbeeren
- 1 EL Ahornsirup
- 40 ml Kirschsaft
- 10 g Speisestärke
- 1 Zimtstange
- 100 g Kirschen

Zubereitung:

1. Beginnen Sie damit, die Früchte zu waschen. Die Kirschen entsteinen und den Strunk der Johannisbeeren entfernen.
2. In einem nächsten Schritt 200 ml Wasser in einem Topf erhitzen. Geben Sie die Beeren hinein und legen Sie die Zimtstange dazu. Zugedeckt alles 5 Minuten köcheln lassen. Streichen Sie die Masse nun durch ein Sieb.
3. Verrühren Sie die Speisestärke in der Zwischenzeit mit dem Kirschsaft und mischen Sie das unter das Fruchtpüree. Nochmals kurz erhitzen, bis die Sauce etwas andickt.
4. Entfernen Sie die Zimtstange und geben Sie noch etwas Agavendicksaft hinzu. Alles miteinander verrühren und im Kühlschrank aufbewahren.

Tipp:

Für eine exotische Variante können Sie anstelle der Beeren auch frische Mango oder Melone verwenden. Noch etwas Kokosraspeln hinzugeben, und fertig ist die exotische Mousse.

Pfirsich-Aprikosen-Traum

Portionen: 2 | Zubereitungszeit: 15 Min
Schwierigkeitsgrad: leicht

Zutaten:

- 2 Pfirsiche
- 2 Aprikosen
- 1 EL flüssiger Ahornsirup
- 1 Prise Zimtpulver
- 300 g Naturjoghurt
- 300 g Magerquark
- 2 EL Kokosflocken

Zubereitung:

1. Waschen Sie zuerst die Aprikosen und die Pfirsiche. Anschließend halbieren und den Kern entfernen. In Würfel schneiden und in eine Schüssel geben.
2. Geben Sie nun den Naturjoghurt und den Quark in eine Schüssel und fügen Sie den Ahornsirup und das Zimtpulver hinzu. Alles gut miteinander vermengen. Sie können zusätzlich etwas Wasser oder frische Milch hinzugeben, damit die Creme eine geschmeidigere Konsistenz erhält.
3. Richten Sie nun die Fruchtwürfel in zwei Schälchen an und geben Sie die Quark-Joghurt-Creme darüber. Alles mit Kokosflocken bestreuen und servieren.

Mango aus dem Ofen

Portionen: 4 | Zubereitungszeit: 10 Min
Schwierigkeitsgrad: leicht

Zutaten:

- 4 EL Kokosraspeln
- 60 ml Sahne
- 1 frisches Ei, Größe M
- 1 EL Kokosblütenzucker
- 1 Mango

Zubereitung:

1. Beginnen Sie damit, die Mango zu schälen und das Fruchtfleisch herauszulösen. Anschließend in Stücke schneiden.
2. In einem zweiten Schritt den Zucker mit dem Ei vermengen und gründlich verrühren. Geben Sie nach und nach die Sahne hinzu und mixen Sie alles gründlich durch.
3. Wählen Sie jetzt vier ofenfeste Förmchen und geben Sie die Mango dort hinein. Die Sahnemischung darüber geben und die Schälchen in den Backofen stellen.
4. Backen Sie alles für 20-25 Minuten bei 175 Grad.
5. Zum Schluss herausnehmen, mit den Kokosraspeln bestreuen und servieren.

Selbstgemachtes Fruchtsorbet

Portionen: 4 | Zubereitungszeit: 5 Min
Schwierigkeitsgrad: leicht

Zutaten:

- 150 g Johannisbeeren
- 3 EL Mandelmus
- 150 g Heidelbeeren
- 1 EL Agavendicksaft

Zubereitung:

1. Waschen Sie zuerst die Johannisbeeren und die Heidelbeeren.
2. Vermengen Sie die frischen Früchte anschließend mit dem Mandelmus und dem Agavendicksaft und pürieren Sie alles zu einer feinen Creme.
3. Das Sorbet nun in Schalen füllen und in den Gefrierschrank geben.
4. Vor dem Servieren herausnehmen. In Schälchen anrichten und genießen.

Tipp:

Sie können auch andere gut verträgliche Obstsorten wählen. Achten Sie hier auf Ihre persönliche Toleranzgrenze. Eine Alternative wären hier frische Mangos oder auch Rhabarber.

Buttermilch-Beeren-Kuchen

Portionen: 1 Küchen | Zubereitungszeit: 20 Min
Schwierigkeitsgrad: leicht

Zutaten:

- 110 ml Buttermilch
- 2 frische Eier, Größe M
- 60 g Kokosblütenzucker
- 1 Pck. Vanillezucker
- 1 TL weiche Butter
- 100 g Heidelbeeren
- 1 TL Weinstein Backpulver
- 50 g gemahlene Mandeln
- 100 g Dinkelmehl
- 60 g Kokosraspeln
- 150 ml Rapsöl
- 15 g Speisestärke

Zubereitung:

1. Beginnen Sie damit, die Eier mit dem Zucker, dem Mehl, den Mandeln, dem Backpulver, der Speisestärke, dem Öl und 80 ml Buttermilch zu vermengen.
2. Die Heidelbeeren waschen und mit einem Pürierstab zu einem Mus verarbeiten. Durch ein Sieb streichen und unter den Teig mischen.
3. Geben Sie den Teig nun in eine gefettete Kuchenform und backen Sie diesen bei 180 Grad für 35 Minuten. Den Kuchen herausnehmen und für 5 Minuten abkühlen lassen.
4. In der Zwischenzeit können Sie die restliche Buttermilch mit den Kokosraspeln vermischen und über den Kuchen streichen. Anschließend genießen.

Erfrischendes Zimtsorbet

Portionen: 4 | Zubereitungszeit: 10 Min
Schwierigkeitsgrad: leicht

Zutaten:

- 120 g Kokosblütenzucker
- 3 frische Eier, Größe M
- 400 ml Sahne
- 1 ½ TL Zimt

Zubereitung:

1. Beginnen Sie damit, die Eier mit dem Zucker schaumig zu schlagen.
2. Geben Sie das Zimtpulver hinzu und mixen Sie alles gründlich durch.
3. Geben Sie in eine Rührschüssel die Sahne, schlagen Sie diese steif und heben Sie sie anschließend unter das Zimtdessert.
4. Legen Sie eine Kastenform mit Frischhaltefolie aus und füllen Sie das Zimtdessert hinein. Alles für 4 Stunden in den Gefrierschrank geben und anschließend in Schälchen füllen.
5. Nehmen Sie das Parfait 30 Minuten vor dem Verzehr aus dem Gefrierfach und genießen Sie es halbgefroren.

Tipp:

Falls Sie Probleme mit dem Verzehr von Hühnereiern haben, können Sie diese durch Wachteleier ersetzen. 1 Hühnerei entspricht 4 Wachteleiern.

Mango-Balls

Portionen: 25 Bällchen | Zubereitungszeit: 10 Min
Schwierigkeitsgrad: leicht

Zutaten:

- 200 g kernige Haferflocken
- 250 g Mango
- 50 g Kokosraspeln

Zubereitung:

1. Beginnen Sie damit, die Haferflocken fein zu hacken. Verwenden Sie hierfür einen Multi-Zerkleinerer oder eine Küchenmaschine.
2. Die Mango waschen, entkernen und schälen und das Fruchtfleisch herauslösen. Das Fruchtfleisch etwas klein schneiden und zusammen mit den Haferflocken und den Kokosraspeln pürieren.
3. Fügen Sie nun vorsichtig und schrittweise ein wenig Wasser hinzu, sodass eine leicht klebrige Masse entsteht. Achten Sie aber darauf, nicht zu viel Wasser hinzuzugeben. Hier ist das eigene Augenmaß also sehr wichtig.
4. Formen Sie aus dieser Masse 25 Kugeln und legen Sie sie auf ein mit Backpapier ausgelegtes Blech.
5. Schließlich die Kugeln im Ofen 60 Minuten lang backen und zwischendurch immer wieder mal wenden.

Geeister Rhabarber-Traum

Portionen: 4 | Zubereitungszeit: 15 Min
Schwierigkeitsgrad: leicht

Zutaten:

- 75 g Kokosblütenzucker
- 350 g Rhabarber (geschält, geschnitten)
- 200 ml Sahne
- 100 ml frische Milch
- 50 g Naturjoghurt

Zubereitung:

1. Waschen Sie zuerst den geschnittenen Rhabarber. Anschließend in einen Topf geben und mit dem Zucker 10 Minuten kochen lassen. Anschließend von der Kochstelle nehmen und pürieren.
2. Die Sahne steif schlagen. Vermengen Sie den Joghurt mit der Milch und heben Sie die Sahne unter. Den Rhabarber nun mit dem Joghurt-Sahne-Gemisch vermengen und in eine Schale füllen.
3. Stellen Sie das Fruchtmus für 4 Stunden in den Gefrierschrank.
4. Anschließend herausnehmen und genießen.

Schlusswort

Vielen Dank, liebe Leserinnen und Leser, für Ihre Zeit und Ihr Interesse an diesem Buch. Ich hoffe sehr, dass Sie viele neue Erkenntnisse gewonnen haben und sehen konnten, dass Sie trotz einer Histaminintoleranz nicht auf höchsten kulinarischen Genuss verzichten müssen. Eine abwechslungsreiche und gesunde Ernährung ist sehr wichtig, damit Ihr Körper leistungsfähig bleibt und optimal allen wichtigen Aufgaben und Funktionen nachgehen kann. Über die täglichen Mahlzeiten versorgen Sie Ihren Organismus bestmöglich mit essenziellen Nähr- und Vitalstoffen. Im Rahmen der Histaminintoleranz ist es nur umso wichtiger, die täglich verzehrten Nahrungsmittel mit Bedacht auszuwählen. Die Lebensmittelaufstellung in diesem Ratgeber möchte eine Empfehlung geben, es kann aber nicht mit hundertprozentiger Sicherheit festgelegt werden, welches Nahrungsmittel gut und welches eher schlecht bekömmlich ist. Bitte hören Sie auf Ihren eigenen Körper und probieren Sie Nahrungsmittel, bei denen Sie sich nicht sicher sind, in geringen Mengen aus. Es kann durchaus sein, dass Sie diese Lebensmittel trotz der Histaminintoleranz gut vertragen.

Heutzutage gibt es auch viele großartige Apps, die Sie auf Ihr Smartphone laden können und die Sie bereits beim Einkauf unterstützen, die richtigen Lebensmittel in den Einkaufskorb zu legen. Schauen Sie einfach mal in Ihren App-Store und entdecken Sie solche nützlichen Alltagshelfer für Ihre Intoleranz.

Ich wünsche Ihnen an dieser Stelle nun viel Freude beim Nachkochen der Rezepte und natürlich alles Gute und viel Gesundheit auf Ihrem weiteren Weg! Wenn Ihnen dieses Buch gefallen hat, dann würde ich mich sehr freuen, wenn Sie Ihre Meinung auch mit anderen teilen und eine Rezension hinterlassen. Auf diese Weise ermöglichen Sie auch anderen Leserinnen und Lesern, mithilfe dieses Buches den Grundstein für eine gesunde und histaminarme Ernährung zu legen. Ich danke Ihnen schon jetzt für Ihre Zeit und Ihr Feedback. Genießen Sie das Leben und haben Sie einen glücklichen und beschwerdefreien Alltag!

Haftungsausschluss

Die Umsetzung aller enthaltenen Informationen, Anleitungen und Strategien dieses E-Books erfolgt auf eigenes Risiko. Für etwaige Schäden jeglicher Art kann der Autor aus keinem Rechtsgrund eine Haftung übernehmen. Für Schäden materieller oder ideeller Art, die durch die Nutzung oder Nichtnutzung der Informationen bzw. durch die Nutzung fehlerhafter und/oder unvollständiger Informationen verursacht wurden, sind Haftungsansprüche gegen den Autor grundsätzlich ausgeschlossen. Ausgeschlossen sind daher auch jegliche Rechts- und Schadensersatzansprüche. Dieses Werk wurde mit größter Sorgfalt nach bestem Wissen und Gewissen erarbeitet und niedergeschrieben. Für die Aktualität, Vollständigkeit und Qualität der Informationen übernimmt der Autor jedoch keinerlei Gewähr. Auch können Druckfehler und Falschinformationen nicht vollständig ausgeschlossen werden. Für fehlerhafte Angaben vom Autor können keine juristische Verantwortung sowie Haftung in irgendeiner Form übernommen werden.

Urheberrecht

Alle Inhalte dieses Werkes sowie Informationen, Strategien und Tipps sind urheberrechtlich geschützt. Alle Rechte sind vorbehalten. Jeglicher Nachdruck oder jegliche Reproduktion – auch nur auszugsweise – in irgendeiner Form wie Fotokopie oder ähnlichen Verfahren, Einspeicherung, Verarbeitung, Vervielfältigung und Verbreitung mit Hilfe von elektronischen Systemen jeglicher Art (gesamt oder nur auszugsweise) ist ohne ausdrückliche schriftliche Genehmigung des Autors strengstens untersagt. Alle Übersetzungsrechte vorbehalten. Die Inhalte dürfen keinesfalls veröffentlicht werden. Bei Missachtung behält sich der Autor rechtliche Schritte vor.

Impressum

© Lisa Maria Stauter

2020

1. Auflage

Alle Rechte vorbehalten

Nachdruck, auch in Auszügen, nicht gestattet

Kein Teil dieses Werkes darf ohne schriftliche Genehmigung des Autors in irgendeiner Form reproduziert, vervielfältigt oder verbreitet werden

Printed in Poland
by Amazon Fulfillment
Poland Sp. z o.o., Wrocław

72043088R00096